U0134784

讓生命潛能 帶你探索心靈世界的真、善、美
Life Potential Publishing Co., Ltd

OSHO

The Way of Yoga

The Science of The Soul

奧修談瑜伽

——提升靈魂的科學

奧修OSHO著

林妙香 Prem Puja 譯

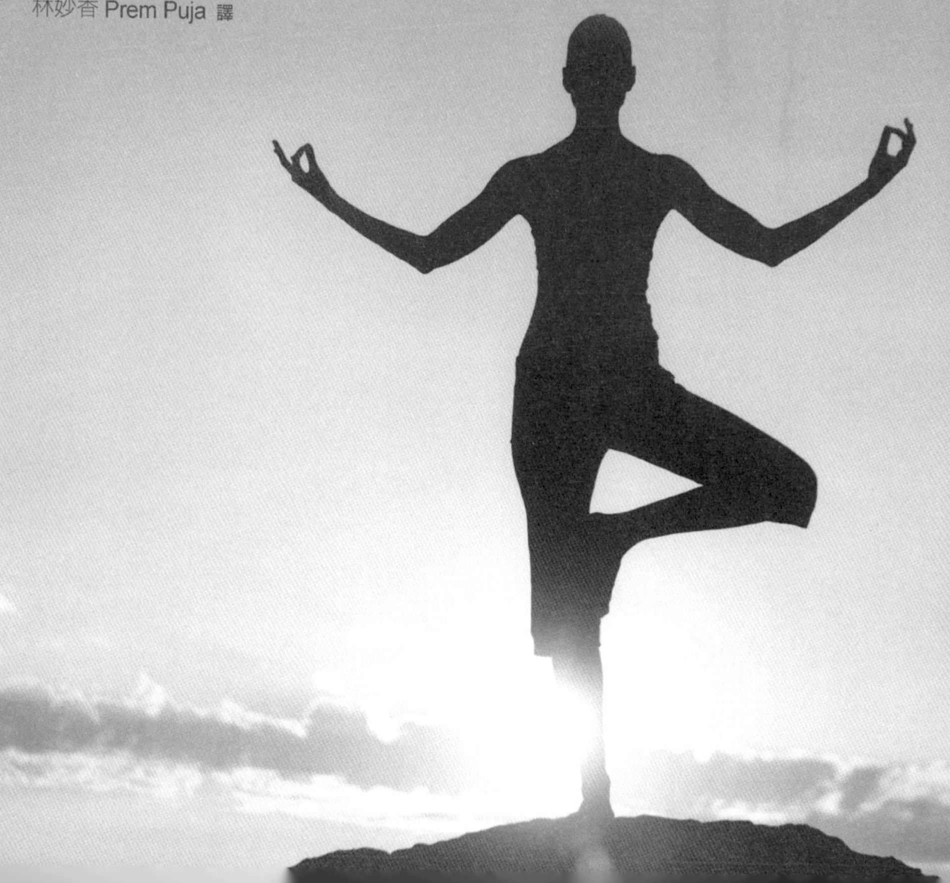

未曾誕生

未曾死亡

只是

從一九三一年十二月十一日

到

一九九〇年一月十九日

拜訪這個星球

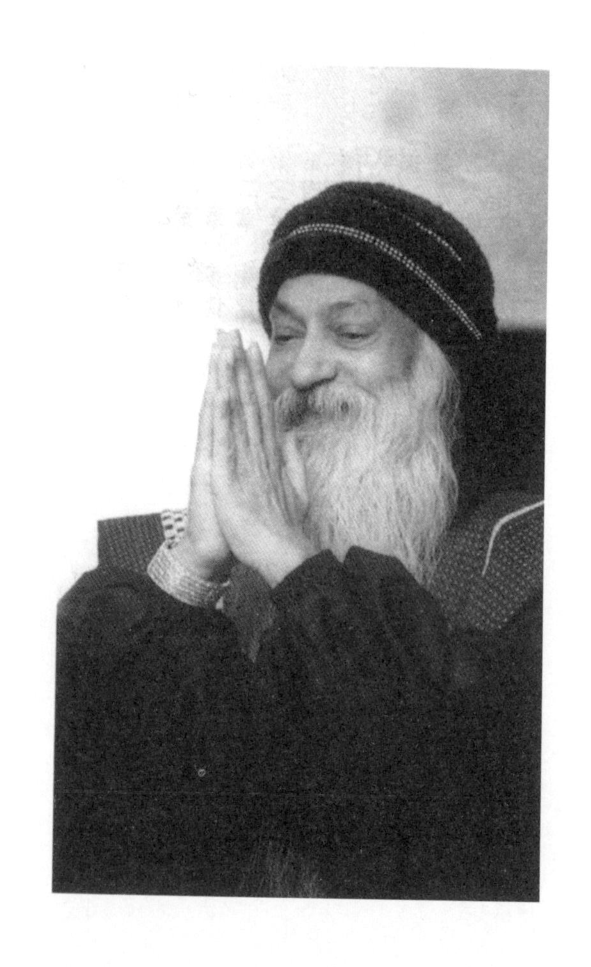

目錄

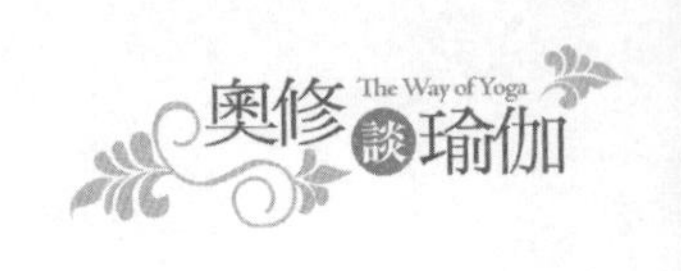

推薦序——經驗意識的拓展

王靜蓉

瑜伽，特別是哈達瑜伽，提供一種和身體意識連結的方式，讓人可以藉由肢體的伸展進入寧靜。

這是哈達瑜伽珍貴的貢獻，藉由練習者（主體）將注意力放在移動伸展的肢體（客體），並透過呼吸的覺察，自然來到放鬆和專注的狀態，有時，寧靜就突然乍現了。在做完一次瑜伽（Asana）之後，實是最適合靜坐的時候；身體的緊繃鬆弛了，腦子的混亂乍歇了，一切，正適合寧靜。

瑜伽提供超越頭腦的路徑，你若練瑜伽，你就會有機會經驗意識的拓展，別只把它視為健美的工具，讓它領著你瞥見更多吧！

十多年前開始學瑜伽，初見它帶來的寧靜和放鬆，我曾瘋狂地愛上它，特別是瑜伽哲學，關於至上意識、關於感官收攝、關於八部功法、關於瑜伽行者簡樸智慧的生活……都是靈性深具，在在令我憧憬！

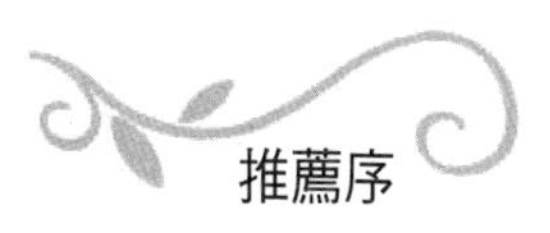

推薦序

經驗意識的拓展

瑜伽是純淨的代名詞，但是，我可是要像這些瑜伽行者選擇前往喜馬拉雅山過著不食人間煙火的生活，直到有一天被發現在僻靜的山洞裡閃閃發光，再重入人間發表精簡發光的哲理嗎？

不。存在並沒有讓我走那樣的路，我清楚知道那段路在過去世已然走過，我正是奧修所說從瑜伽的頂峰掉下來的人，這一世將要迎向另一種豐富。這一世，我想掉入的是靜心，於是歷經痛苦摧殘以便從中捨離，以便有決心走入內在。奧修讓我看見內在的力量是這麼大。

奧修說瑜伽哲學自是不同。哈達瑜伽是風靡了全世界的健康功法，提供一種優美的形象讓現代人經由肢體的伸展、呼吸的調節進入「動的靜止」，身體曲線得到修飾了，疾病苦惱得到調整了，接下來呢？絕不要在此停下來，意識的拓展在隨後等著你。不要讓練瑜伽止於身體層面，當你偶而瞥見寧靜，要深入它。怎麼深入它？將瑜伽帶入生活，一樣是主體與客體的相遇，在相遇中找到平衡支點、流動而和諧的關係。

有一次，我在練瑜伽裡遇到瓶頸，實在難以說服自己持續地進行這些身體伸展，它似乎是太簡單了，簡單得像是一個愚者做的事，如何能規律做它呢？過了很久，這個瓶頸被突破了，我在這裡發現無為。

既然身體修練不是我的目的，我能在瑜伽的伸展時經驗著慢下來、無為地處在當下片刻，和秒與秒相遇；在深沉的呼吸間，進入呼與吸之間的止息；生活中的速度實在太快了，快，帶入了焦慮，帶入了錯過，快，就是頭腦想要的，頭腦只知道朝著目標前進，但是錯過當下。

現在，在初嘗歸於中心後，再看奧修說瑜伽經，知道瑜伽的確提供了歸於中心的路徑，讓我們記得身體這個媒介，使用它而不認同它，這樣就真的能超越它。當你超越，那就是慶祝已然發生了！

王靜蓉 Ma Dhyan Mahita

• 作家、治療師。著有《把神祕喝個夠》（生命潛能出版）、《沐浴在光中》等二十餘本書。給與能量治療個案和工作坊，工作主題在直覺及創造力。

第一章

瑜伽的紀律

瑜伽意謂著你已經準備好不走進未來，
已經準備好不去期盼、
不越過你的本性，
與實相本然的樣子相遇。

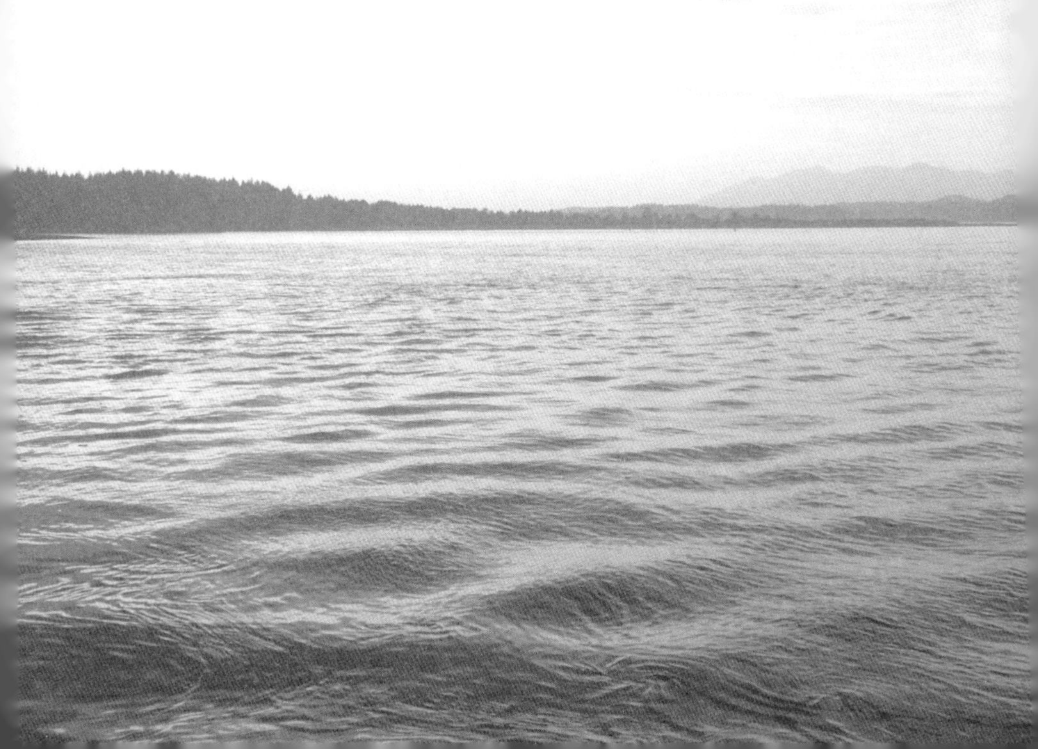

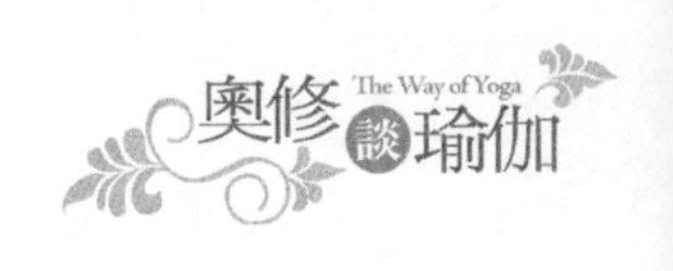

現在，瑜伽的紀律

瑜伽是頭腦的終止

然後，觀照就自行發生

在其他狀態裡，會對頭腦變異（modification）產生認同

我們活在深深的幻象裡，幻想著希望、未來和明天，彷彿一旦停止自我欺騙，就無法生存下去。尼采說：「人大概無法與真實共存，他需要夢、需要幻象；為了生存，他需要謊言。」尼采是對的，就人現有的樣子，他不可能與真理共存，你必須非常深入地了解這點，因為倘若你不了解，就無法進入這個名為「瑜伽」的探索。

頭腦必須被深入了解——它需要謊言、需要幻象，頭腦無法與真實共存，它需要夢。你不只在晚上做夢，就算醒著，也不斷在做夢；也許你正在看著我，正在聽我說話，可是，夢之流繼續在你裡面流動，頭腦持續不斷地製造夢、想像和幻想。

科學家說人沒有睡眠也可以活下去，但是卻不能沒有夢。我們在過去所了解到的是，睡眠是必需品，可是現在新的研究卻告訴你，睡眠並不是真正的需要；

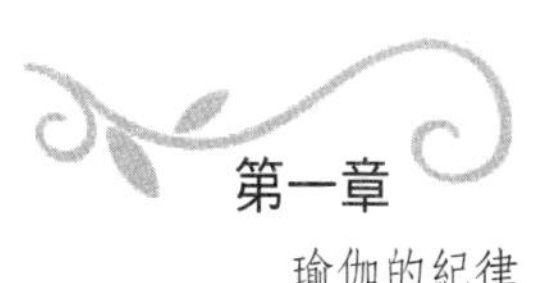

你睡覺是為了做夢，夢才是必須的。假如你被允許睡覺卻不能做夢，那麼到了早上，你不會覺得清新、有活力，反而會感到疲倦，好像整個晚上都無法入睡。

夜晚的睡眠有不同階段，分別是熟睡時間和做夢時間，它們是有韻律的，就像白天和夜晚交替的韻律。一開始，大約四十或四十五分鐘的時間你會陷入熟睡，之後做夢的階段來臨，你開始做夢，再來又是無夢的睡眠，然後再次是做夢階段，整個夜晚持續著這個韻律。如果是在熟睡沒有做夢的階段被干擾，那麼到了早上，你不會覺得錯過什麼；但是如果你的夢被打擾，醒來後，你就會感到徹底疲憊、筋疲力盡。

這個現象可以從外表看出來，你可以判定一個睡著的人是在做夢還是熟睡。假如他正在做夢，眼睛會轉動個不停，好像他閉著眼睛在看什麼東西；當他熟睡時，眼睛就不會動，會保持固定不變。因此，當你在睡眠動眼期間受妨礙，早上就會覺得疲倦；而在眼睛不移動的期間，睡眠是可以被干擾的，早晨醒來你不會覺得錯過什麼。

許多研究者已經證明，人類的頭腦以夢為食，做夢是必須的，夢對人而言是個全然的自我欺騙。這現象不只發生在夜晚，醒來時同樣的模式也在進行，就連白天也可以發現它的存在，夢有時會在頭腦裡飄動著，有時則失去蹤影。

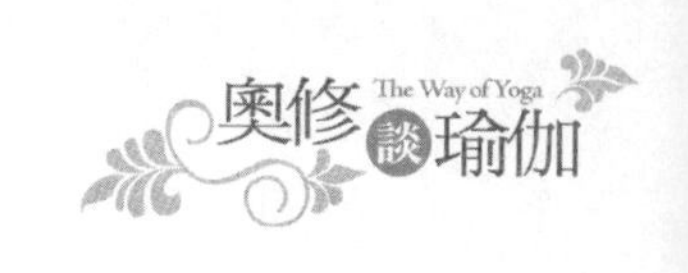

當夢在的時候，或許你正在做某件事，可是「你」是缺席的，你的裡面被夢占據了。例如：你人現在在這裡，假如你的頭腦正處在做夢狀態，你會用一種完全沒在聽的樣子聽我說話，這是因為你的頭腦被占據了。唯有當你不是處於做夢狀態，你才能夠聆聽。

從白天到黑夜，頭腦不斷地從無夢到做夢，再從做夢到無夢，這是內在的韻律。在生命中，我們除了不斷做夢之外，還將希望投射到未來。

「現在」幾乎是一場地獄，你之所以能夠忍受，是因為那個被你投射到未來的希望。你可以活在今天是因為明天，你希望明天會發生某些事，某些通往天堂的大門將會開啟；但是它們從未在今天開啟。當明天到來，它不會以「明天」的姿態出現，而是以「今天」的姿態而來，到了那個時候，你的頭腦已經再次移動，你繼續走在自己的前面，這就是做夢所代表的含義。你和真實的——那個在此時此地的——並不是一體，你在其他某個地方，在前面移動、跳躍著。

你們用各種方式為明天、為未來命名，稱它為天堂或是莫克夏（moksha；**譯注：又作涅盤，最終的自由之意**），但是它永遠是在未來。有人想著財富，然而那個財富是在未來；有人想著天堂，而那個天堂會是在你死了之後，在那遙遠的未來。

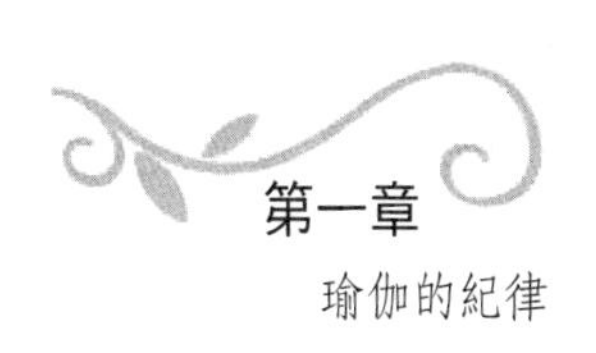

你為了那個不存在的，浪費了你的「現在」，這就是做夢代表的意思。你無法存在此時此地；只是存在於這個片刻，對你來說似乎是艱巨的。

你可以停留在過去，但那也是在做夢，是來自已經不存在的事物的回憶和記憶。或者，你可以置身未來，但這是投射，是從過去創造出某些東西。未來只是過去的投射，它更加五彩繽紛、更漂亮、更令人愉快，卻也不過是被精煉過的「過去」。

除了過去，你想不到其他任何東西，而未來是過去的再投射，兩者都不存在。當下才是存在的，可是你從來沒有活在當下，這就是做夢的含義。尼采說，人無法與真理共存，人需要謊言、需要靠謊言過活。尼采是對的，他說：「我們不斷說想要真理，但是沒有人真正要它。」我們所謂的真理只不過是謊言、美麗的謊言，沒有人準備要看赤裸裸的實相。

去經驗實相

頭腦無法進入瑜伽之道，因為瑜伽是揭露真理的一套方法，是達到不做夢的頭腦的方法，是活在此時此地的科學。瑜伽意謂著你已經準備好不走進未來，已經準備好不去期盼、不越過你的本性，與實相本然的樣子相遇。

因此，唯有當你對頭腦感到完全挫敗，你才可能進入瑜伽或者說瑜伽之道。假如你還對於能透過頭腦得到什麼抱持著希望，那瑜伽就不適合你。完全的挫敗是需要的，你必須發現不斷投射的頭腦沒有益處，它所希望的東西毫無意義，也無法帶領我們到任何地方。頭腦關閉你的雙眼，使你中毒，它絕不會允許實相顯現在你面前，只會讓你無法看清實相。

頭腦是毒藥，它反對那個已經存在的，所以除非你對頭腦、對你的存在方式、對你截至目前為止的生存之道感到完全挫敗，假如你可以無條件地丟棄它，你才能夠進入這條道路。

許多人對瑜伽之道有興趣，但是真正進入的只有幾個。你會產生興趣可能是源於頭腦，你希望藉由瑜伽獲得某些東西，那個想要獲得什麼的動機在那裡，你想著：或許能藉由瑜伽變得完美，或許可以到達完美本性的喜樂境界，能夠和宇宙合而為一，或許會成道……這些可能是你對瑜伽感興趣的原因。假如這些是你感興趣的起因，那你與瑜伽之道就不會產生交會，你完全地違反它，走在全然不同的向度上。

瑜伽意謂著目前已經沒有希望、沒有未來、沒有欲望，你已經準備好去知道

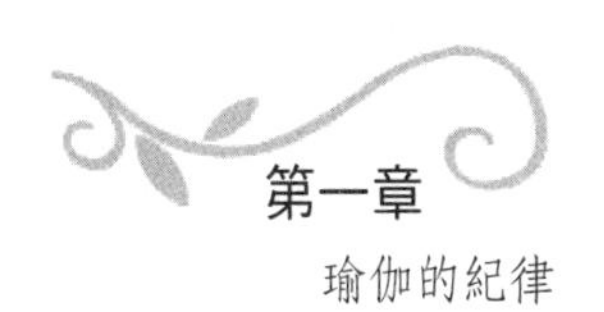

第一章

瑜伽的紀律

那原本就存在的，而對那可能是、應該是的，不再感興趣。你只對本來就存在的有興趣，因為唯有真實的可以使你自由，唯有實相可以得到解放。

完全的絕望是需要的，佛陀稱之為「達卡」（dukkha，苦痛之意）。如果你正處在痛苦中，那就不要期盼，因為期盼只會延長痛苦，它是毒藥，除了把你帶往死亡之外，到不了其他地方。你的所有希望只會把你帶往死亡，而它們「正」帶領著你……

成為完全絕望的——沒有未來、沒有希望，這是困難的，面對真相需要勇氣。遲早有一天，這樣的片刻會來到每個人身上，當人感到絕望時，有一個片刻會來到，徹底的無意義發生在他身上，他覺知到不管做什麼都沒有用，不管他想去哪裡，哪裡也到不了，整個生命都毫無意義；突然間，希望丟下了，未來丟下了，你首次與現在同調，首次與實相面對面。除非這個片刻來到……

你可以繼續做著「阿撒那」（asanas）——瑜伽姿勢，不過那不是瑜伽。瑜伽是一個往內的轉折點，是一個全然的逆轉，當你不再邁向未來、不再走入過去，你就開始往內在移動，因為你的本性是在此時此地，並非在未來。你存在此時此地，你能夠進入實相，可是頭腦也必須在這裡。派坦加利（patanjali；譯注：又譯巴丹闍利，約西元前二世紀，印度教瑜伽派哲學的創立者，《瑜伽經》

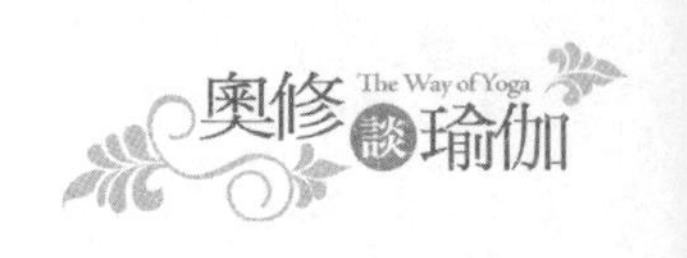

之作者）的經文指出了這個片刻。

在談論第一句經文之前，有幾件事必須了解：

首先要記住，瑜伽不是宗教。瑜伽不是印度教、回教……瑜伽純粹是一門科學，就像數學、物理或化學。物理不屬於基督教，也不屬於佛教，即使基督徒發現了物理學定律，物理也不屬於基督教，由基督徒來發現物理定律只是偶然。物理只是一門科學，瑜伽也是一門科學，由印度教徒發現也是偶然，它並不屬於印度教，它純粹是內在本性的數學。所以回教徒可以是瑜伽行者，基督徒可以是瑜伽行者，耆那教徒或佛教徒也可以是瑜伽行者。

瑜伽只是一門科學。就瑜伽世界來說，派坦加利是最偉大的人物。這個人是罕見的，沒有其他人可與之比較，因為在人類歷史中，首次有人將宗教帶到科學的狀態，他使宗教成為一門科學，成為赤裸裸的法則。

對瑜伽而言，信條是不需要的。一般所謂的宗教需要信條，這些宗教其實沒什麼不同，唯一的不同點就是信條不同。回教徒有某些特定的信條，印度教徒有某些特定的信條，基督徒也有某些特定的信條，他們的不同點是源自信條，而瑜伽什麼信條都沒有。

瑜伽不要你去相信任何東西，瑜伽要你去經驗，就好像科學說「去實驗」，

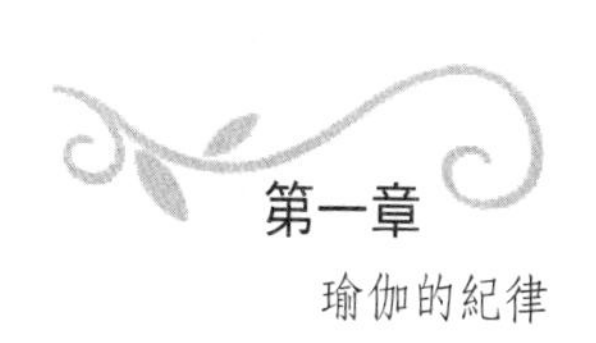

第一章
瑜伽的紀律

瑜伽說「去經驗」。實驗和經驗是相同的，只是方向不同，實驗是某種你外在能做的，經驗是某種你內在所能做的，經驗是內在的實驗。

科學說：「不要相信，盡你所能地去懷疑，但是也不要不相信，因為不相信也屬於相信的一種。」你可以相信神，或者相信「沒有神」；你可以狂熱地說神是存在的，或者狂熱地說著完全相反的話——神是不存在的！無神論者、有神論者都是相信者，信念並不在科學的範圍內，科學代表著某件存在之事的經驗，沒有什麼信念是需要的。

因此第二件要記住的事是：瑜伽是存在性的、經驗的、實驗的，不需要信念、不需要信條，只要有去經驗的勇氣。

去經驗正是你所欠缺的。你很容易就相信，在相信中你不會有所蛻變，因為相信是某種附加給你的東西，是表面的，你的內在並沒有，所以你的本性不會改變。你是個印度教徒，隔天你可以變成基督徒，很容易你就變了；你將《薄伽梵歌》（*Gita*）換成《聖經》，當然也可以換成《可蘭經》，但是，那個以前捧著《薄伽梵歌》而現在捧著《聖經》的人是一樣的，儘管改變了信念，你還是一樣。

改變信念就像換穿衣服，沒有實質的東西被轉化，你還是沒變。剖析印度教徒、回教徒，你會發現他們的內在都一樣。印度教徒去廟宇，而回教徒恨廟宇；回教徒去清真寺，而印度教徒恨清真寺，在內在，他們是一樣的。

相信是容易的，因為你不必真的去做什麼，那只是表面的著裝，一種裝飾，是任何時候你想要即可以撇開的東西。

瑜伽不是信仰，而是一種存在性的趨近方法，這就是為什麼它是困難的、艱巨的，有時看來似乎是不可能的。要到達真理不是藉由信念，而是透過你的親身體驗和領悟，那表示你必須完全的改變，你的觀點、生活方式、頭腦和心靈現況，都必須被徹底粉碎；新的必須被創造出來，只有帶著新的你才能夠觸及實相。

瑜伽是死亡也是新生。現在，你必須一死，除非你死了，否則新的無法誕生；新的隱藏在你裡面，你只是它的種子，種子必須掉落，然後被大地吸收。種子必須死去，唯有如此，新的才會從你裡面產生，死亡變成了新生。瑜伽是死亡也是新生，除非你已經準備好死亡，否則無法再生，這不是改不改變信仰的問題。

瑜伽不是哲學，也不是宗教，它不是你可以思考的，而是你必須「在」的。

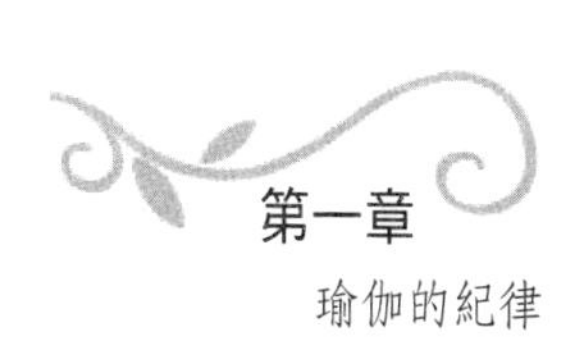

第一章

瑜伽的紀律

思考不會有所幫助，思考發生在頭部，並沒有真正深入你存在的根部，它不是你的全部，它只是一部分，是機能的一部分，是可以被訓練的。你可以有邏輯地辯論，也可以理性地思考，但是你的心將會保持一樣。你的心是你最深處的核心，頭部只不過是分支，沒有頭腦你可以存在，但是沒有心你無法存在，頭腦並非根本。

瑜伽與你的整個存在、與你的根源有關，它不是哲學。我們並非要隨著派坦加利去思考、推測，而是隨著他去知道本性的最終法則——蛻變的法則、死與重生的法則、一個建立本性新秩序的法則。那就是為什麼我稱它做科學。

派坦加利是罕見的，他是像佛陀、克里希那、基督、馬哈維亞、穆罕默德、查拉圖斯特拉一樣的成道者，然而有一個部分他是不同的。佛陀、克里希那、馬哈維亞、查拉圖斯特拉、穆罕默德……沒有一個具有科學的態度；他們是偉大的宗教創立者，也改變了整個人類的頭腦模式與結構，但是他們達成的方法並不科學。

派坦加利就像諸佛世界裡的愛因斯坦，他是不尋常的，他可以輕鬆地像愛因斯坦、包爾（Bohr，丹麥物理學家）、麥克斯·浦朗克（Max Planck，德國物理學家）或海森伯格（Heisenberg，德國物理學家）一樣成為諾貝爾獎得主，他具

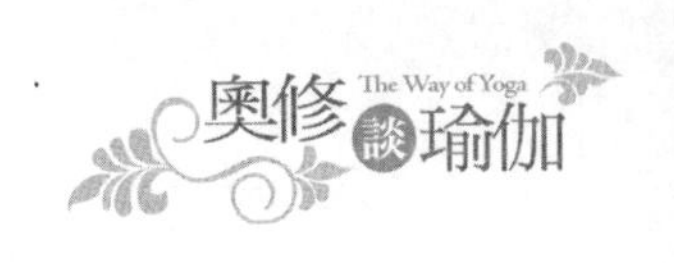

有同樣的態度及嚴謹、科學的方法。他不是詩人，克里希那是個詩人；他不是道德家，馬哈維亞是個道德家。他是思索著法則的科學家，他已經推演出人類本性的絕對法則、人類頭腦最終的運作架構和實相。

如果你採用派坦加利的方法，你將會知道那就像任何數學方程式一樣精確，實實在在地做他所說的，結果就會發生。結果必定會發生，就像二加二會等於四，將水加熱到沸點就會開始蒸發一樣，不需要信念，只要照著做，你就會知道。瑜伽是某種要去做才會知道的科學，那就是為什麼我說不需要比較，在這個地球上，沒有人像派坦加利一樣。

你可以在佛陀的言辭談論中發現詩句，那是必然的。好幾次，當佛陀在表達自己的時候，他就變成了詩人。那狂喜的領域、最終的知道是這麼美、這麼具有誘惑力，所以讓人變成詩意的；是這般的美、這般的祝福、這般的喜樂，以致於人開始以詩意的方式表達。

派坦加利抗拒那種方式，這蠻難的，沒有人能夠抗拒，耶穌、克里希那、佛陀……他們全都成了詩意的。當光采與美在你裡面迸發，你就會開始跳舞，開始歌唱，彷彿你正在跟宇宙談戀愛一樣。

派坦加利抗拒這樣，他不使用詩，甚至不使用任何詩的象徵，他做任何事情

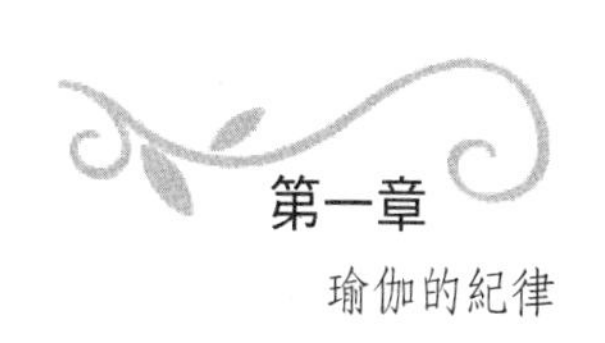

都不會用到詩。他不談論美，他談論數學，他是精確的，而且他會給你準則，那些準則指出需要被完成的事情。他不會迸發狂喜，不會說無法述說之事，不會去嘗試那不可能的，他只會設下基本原則，假使你依循這些原則，就會到達頂峰——彼岸。記住這點：他是個嚴謹的數學家。

第一句經文：**現在，瑜伽的紀律。**

每一個字都必須加以了解，因為派坦加利不會使用任何多餘的字。

首先，試著了解「現在」這個詞，這個「現在」指出了剛剛我所提到的頭腦狀態。

假如你不幻想、不抱持期待，你覺知到所有欲望的徒勞無益，認為生命沒有意義；假如截至目前為止，不管你做什麼都沒用，未來什麼也不剩，你處於完全的絕望中，處於齊克果（**Kierkegaard**）所說的極苦（**anguish**）裡。如果你極為痛苦、憂傷，不知道要做什麼，不知道要去哪裡，不知道要期待誰，剛好在發瘋、自殺或死亡的邊緣，而且你的整個生命模式突然變得一點意義都沒有……假如這個片刻到來，派坦加利說：「現在，瑜伽的紀律。」

唯有現在，你才能夠了解瑜伽的科學、瑜伽的紀律。

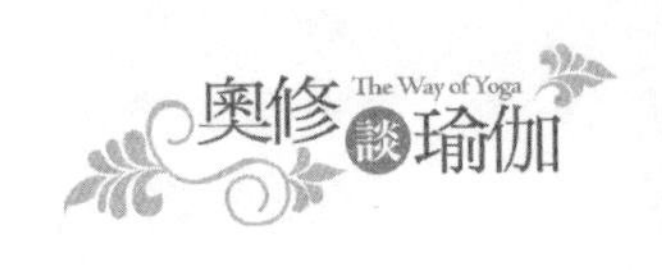

倘若這個片刻尚未到來，你仍可以繼續研究瑜伽，成為一位偉大的學者，但是你不會成為瑜伽行者；你可以寫有關瑜伽的論文，可以演講，但是你不會是個瑜伽行者，這個片刻尚未降臨。

在智能上，你能對瑜伽產生興趣，也可以透過頭腦與瑜伽有所關連，但倘若瑜伽不是一個紀律，那就沒有意義。瑜伽不是論書，不是經典，而是紀律，是某種你必須去「做」的；它不是珍奇古玩，不是哲學的推理，它比那還要深，它是生與死的問題。

假如這個片刻已經來到，你感到所有方向都變得困惑，所有的路都消失，未來是黑暗的，所有的欲望都變苦，透過每個欲望所知道的只有失望，一切要進入希望和夢想的行動都終止了——「現在，瑜伽的紀律。」

這個「現在」可能還未出現，我可以不斷地談論瑜伽，但是你不會去聽，唯有當這個片刻出現在你裡面，你才可能聆聽。

你真的不滿意嗎？每個人都說是的，可是那個不滿意並非真的。你可能對這個不滿意，對那個不滿意，但是你並不是完全的不滿意，你還在冀望著，你對你過去的期望不滿意，但是對於未來，你還抱持希望。你的不滿意並非全然，你還嚮往著某處能夠有令人滿意、令人欣慰的事。

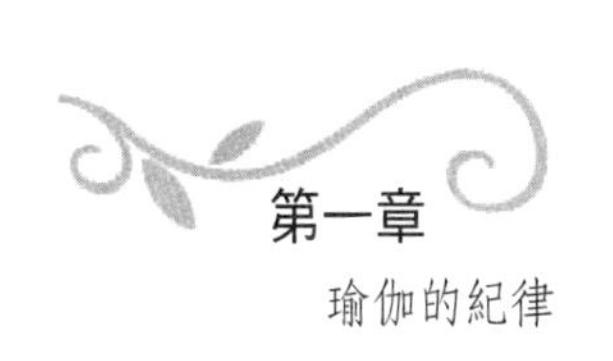

有時候你感到無望，然而這個無望也不是真的。你覺得無望是因為特定的期望沒有被達成，特定的期望沒了，可是期望還在那裡，它尚未消失，你仍然期待著。你對這個期望、那個期望不滿意，但是你並沒有對期望本身不滿意。假如你對期望本身感到失望，那麼這個片刻已經來到，你將可以進入瑜伽，不是進入一個精神的、推演的現象，而是進入到紀律中。

創造內在的秩序

什麼是紀律？紀律意謂著創造出一個內在的秩序。看看你現在的樣子，根本是一團混亂，已經完全失序。葛吉夫（George Gurdjieff）在許多方面都很像派坦加利，他也試圖使宗教的精髓成為科學。葛吉夫說：你不是「一」，你是一個「群眾」，當你說「我」的時候，並非有任何「我」在那裡，而是有許多「我」在你裡面，有許多的自我。早上的時候，有一個我；到了下午，出現另一個我；晚上的時候，是第三個我。你從來沒有覺知到這團混亂，有誰可以來覺知呢？沒有一個中心可以來覺知。

說瑜伽是紀律，表示瑜伽要在你裡面創造出一個結晶化的中心，就你現在的樣子，你是一個群眾，而一個群眾有許多不同現象，其中一個就是：你無法相信一個群眾。葛吉夫說人沒有辦法承諾，是誰來做承諾？「你」並不在那裡！假如你做了承諾，誰要來履行？隔天早上那個做了承諾的人已經不在了。

人們來找我，他們說：「現在我要鄭重宣告，我承諾要做這件事。」我告訴他們：「在你做承諾之前要三思，看看你是否有自信，下一個片刻那個做承諾的人還會在那裡。」你決定明天開始要早起，要在四點起床，然而到了四點的時候，在你裡面的某個人說：「不要傷腦筋了，外面這麼冷……你為什麼要這麼急？我們可以明天再早起。」所以你又睡著了。

起床之後你感到懊悔，你想：「這是不對的，我應該做到了啊！」之後你又決定：「明天我會早起。」不過同樣的事情明天會再發生，因為到了早上四點，那個做承諾的人已經不在，換了另外一個人在做主，你就像扶輪社，主席不斷地換人，每一個成員都會成為輪替的主席，每一刻都由另外一個人做主。

葛吉夫曾說：「人的主要特徵就是他無法做承諾。」你無法履行承諾，但是卻不斷地做承諾，你知道得很清楚，你無法履行承諾，原因在於你不是一，你是失序的、混亂的。因此，派坦加利說：「現在，瑜伽的紀律。」如果你的生命已經變得十足悲慘，你也明瞭不管你做什麼都會創造出地獄，那麼這個片刻已經來

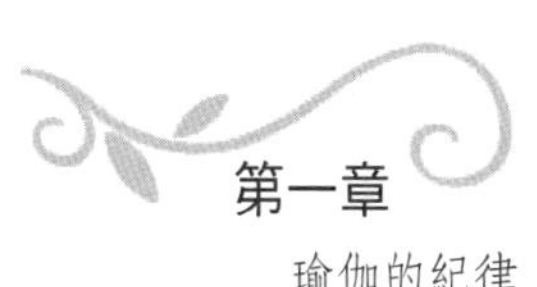

第一章
瑜伽的紀律

臨。

這個片刻能夠改變你的向度、你本性的方向。截至目前為止，你都活得一團亂、像個群眾。瑜伽表示，現在，你必須成為和諧的，必須成為一。「結晶化」是需要的，「歸於中心」是需要的，除非你有一個中心，否則一切你所做的都毫無用處，只不過是在浪費時間和生命。

歸於中心是首件必須做的事，擁有中心的人才可能是喜樂的，每個人都想要喜樂，但是你無法透過要求而得到它，你必須賺取它！每個人都嚮往本性的喜樂狀態，然而唯有歸於中心能夠成為喜樂的，一個群眾是不可能喜樂的，它沒有本性，所以是誰來成為喜樂的？

喜樂意謂著絕對的寧靜，有和諧才可能有寧靜。當所有不協調的片斷合而為一時，當在那裡的已經不再是一個群眾而是一的時候，當你單獨一人而沒有其他人在房子裡時，你將會是喜樂的。現在，其他所有人都在你的屋子裡，但「你」不在那裡；只有客人在，主人總是缺席，然而，唯有主人才能夠成為喜樂的。

派坦加利稱歸於中心為紀律（discipline）——阿努夏沙南（anushasanam）。紀律是個美麗的字彙，與門徒（disciple）的字根相同，紀律代表著去學習的能力、去知道的能力。可是除非你已經得到了「在」的能力，否則你不可能知道，

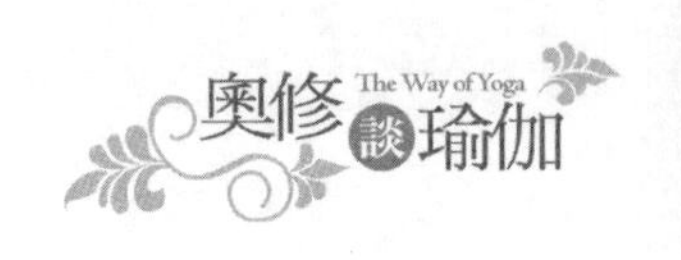

不可能學習。

曾經有個人來找佛陀，他必定曾是個社會改革者，他說：「這個世界處於悲慘中，我同意你所說的。」然而佛陀從未說過這個世界是悲慘的。他說你是悲慘的，而不是這個世界；生命是悲慘的，而不是這個世界；人是悲慘的，而不是這個世界；頭腦是悲慘的，而不是這個世界。可是這位革命人士說：「我同意你說的，這個世界是悲慘的。現在請你告訴我，我能夠做什麼？我有著深深的慈悲，想要為人類服務。」

服務必定是他的格言，佛陀看著他然後保持緘默，佛陀的門徒阿難說：「這個男人似乎是誠懇的，引導他啊！您為何沉默？」然後他才對那個革命家說：「你想要服務這個世界，但是你在哪裡？我看不到裡面有任何人。我看進你裡面，可是沒有人在那裡，你沒有任何中心，除非你是歸於中心的，否則不管你做什麼，都只會創造出更多傷害。」

所有的社會改革者、革命家、領袖，其實是最大的禍害根源，假如沒有這些領袖，世界會更美好。他們無法幫助自己，又因為這世界是悲慘的，所以他們覺得必須做些什麼才行，然而他們沒有歸於中心，以致於不管他們做什麼，只是創造出更多悲慘。光有慈悲不會有所幫助，光有服務也不會有幫助，從一個歸於中

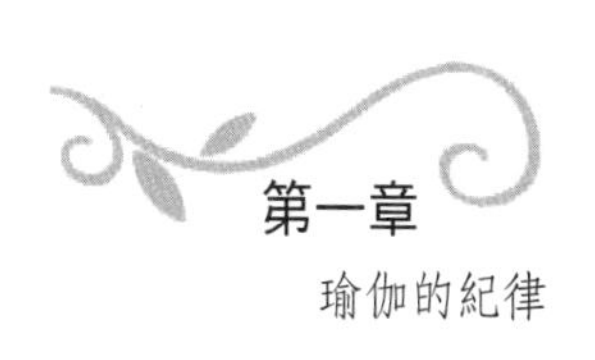

心的本性所流露出來的慈悲是截然不同的，來自一個群眾的慈悲是種傷害，這種慈悲有毒。

現在，瑜伽的紀律。

紀律意謂著「在」的能力、知道的能力、學習的能力，我們必須了解這三件事。

「在」的能力——所有的瑜伽姿勢並不是真的與身體有關，它們關心的是「在」的能力。派坦加利說：如果你可以靜靜坐著幾個小時而不去移動身體，你就是在滋長「在」的能力。為什麼要動呢？然而，就連幾秒鐘你也無法坐著不動，你覺得哪裡在癢，腳要麻掉了，許多事情開始發生，所以你的身體開始移動。這些都只是你想要動的藉口。

你不是主人，你無法對身體說：「從現在起一個小時不要動。」身體將會馬上造反，它立刻會強迫你移動、做某些事，並且給你理由：「你一定要動啊！有蟲子在咬你。」可是當你看的時候可能找不到蟲子……

你不是一個本性，你只是一個顫動，一個持續忙亂的活動。派坦加利的阿撒那——姿勢，真正關心的並不是任何生理訓練，而是內在本性的訓練。只是

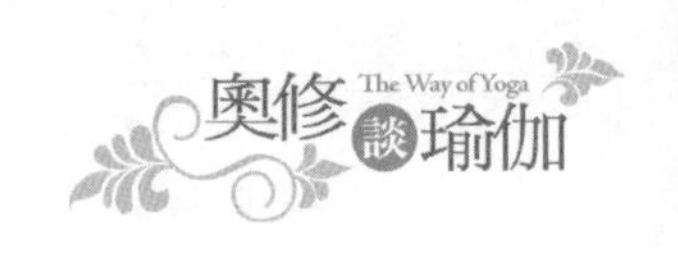

「在」，不做任何事、沒有任何移動、沒有任何行動，就只是在那裡。恆常不動將會幫助你歸於中心，如果你能夠維持在一個姿勢上，身體將會成為僕人，它會順應你；身體愈是聽從你，你就會擁有更棒的本性，一個內在愈加強健的本性。

記住，假如身體不動，頭腦不可能動，因為頭腦和身體不是兩件事，而是一個現象的兩極。你不是身體和頭腦，你是身體頭腦（body-mind），你的人格是身心相關的，是身體同時也是頭腦。

頭腦是身體最精細的部分，或者可以反過來說，身體是頭腦最粗大的部分；所以發生在身體的也會發生在頭腦，發生在頭腦的也會發生在身體。如果你可以維持住一個姿勢而不移動身體，倘若你能夠對身體說：「安靜！」頭腦將會保持寧靜。確實，頭腦開始想動了就試著去移動身體，因為如果身體動了，頭腦就可以動，在一個不動的身體裡，頭腦是無法遊走的，它需要一個動來動去的身體。

如果身體不動、頭腦不動，你就歸於中心了。不移動的姿勢不只是生理的訓練，它是創造出一個情境，好讓歸於中心能夠發生，讓你可以變得有紀律。當你「在」，當你歸於中心，當你知道「在」的意思，你就能夠學習；因為屆時你將會謙虛，你將能夠臣服，不真實的自我不會再黏附著你。一旦歸於中心，你就知道所有的自我都是不真實的，於是你臣服，然後一個門徒就誕生了。

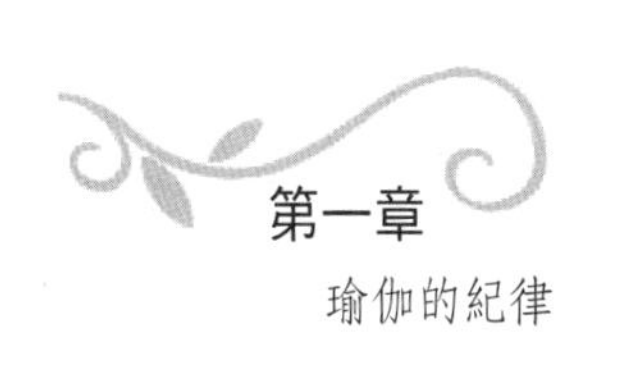

門徒意謂尋道者，他不是一個群眾，他正試著歸於中心並且結晶化，至少正在嘗試著、努力著，誠心努力要成為一個個體，去感覺本性，變成自己的主人。所有的瑜伽紀律，都是要使你成為自己主人的努力。現在，你只是內在裡許多人、許多欲望的奴隸，那裡有著極多的主人，而你只是個被拉往許多不同方向的奴隸。

現在，瑜伽的紀律。

瑜伽是紀律，是從你這一方去改變你自己的一個努力。

還有許多事情你要加以了解。瑜伽不是一種治療法，西方現在盛行心理治療，很多西方的治療師認為瑜伽也是一種治療方法。它不是！它是一種紀律，其中的差異是什麼？治療會被需要，是當你不健康、當你有病、當你是病態的時候；而紀律被需要，甚至是在你健康時——這就是兩者的不同。

確實，只有當你是健康的，紀律才能夠有所幫助，它不適合生病的案例。就醫療科學層面來說，瑜伽是針對那些完全健康、身心健全的人，他們沒有精神分裂、沒有發瘋、沒有精神官能症，他們是身心健全的人，是沒有特定疾病的人。儘管如此，他們還是覺知到所謂身心健全的無益，所謂健康的無用，某種更甚、更偉大、更整體的東西是需要的。

治療是針對不健康的人，它能夠幫助你來到瑜伽，可是瑜伽並不是一種治療。瑜伽是為了一個更高層級的健康、一種不同層級的健康，是一個不同類型的本性和完整。治療最多只能使你成為被矯正的，佛洛伊德說：「我們無法做得更多，我們只能使你成為社會中被矯正的、健全的一份子。」但如果社會本身有病，那又會如何？社會確實有病。治療可以使你健全，使你可以適應社會，可是，社會卻是生病的……

有時候會發生這樣的事情：在一個生病的社會裡，健康的人被認為是有毛病的。耶穌被認為有毛病，他們做了很多努力要去矯正他，當他被認為已經沒希望時，就被釘在十字架上處死了；當他們發現再也無法對他做什麼的時候，這個人無法醫治的時候，他就被迫害了。這個社會本身有毛病，因為它是你們的集合體，假如所有的成員都有病，它就是有病的——然後所有成員必須調整自己來適應它?!

瑜伽不是治療，不管從任何角度來看，它都沒有試圖要使你適應社會，假如你想就「適應」的說法來定義瑜伽，那麼它不是調整你去適應社會，而是調整你去適應存在，調整你去適應這個整體。

因此可能會發生這種事情：一個完美的瑜伽行者對你而言，可能看起來像是發瘋的。他看起來像是脫離了理智、脫離了頭腦，這是因為他所接觸的是一個更高的頭腦、一個事物更高的秩序，他所接觸的是這個宇宙的頭腦。事情總是這樣發生：一個佛、一個耶穌或一個克里希那，不知怎麼地，他們總是看起來古怪反常，他們不屬於我們，似乎是局外人。

那就是為什麼我們稱他們為阿伐塔（**avatars，譯注：佛教用語，權化或權現，意指佛、菩薩的種種化身**）──局外人，好像他們是來自其他星球，不屬於我們。他們或許是更高層次，也許美好，也許神聖，他們不屬於我們。他們來自其他地方，不是人類的一部分，也不是人類的一群。

他們是局外人的這種感覺已經根深柢固了，然而他們不是，他們才是真正的局內人，因為他們已經碰觸到存在最內部的核心，可是對於我們，他們看起來似乎是局外人。

頭腦的終止

現在，瑜伽的紀律。

如果你的頭腦已經領悟到，直到目前為止你所做的都只是蠢事，最糟時是一場惡夢，或最好時是場美夢，那麼這條紀律之道就在你面前打開了。這是一條什麼樣的道路呢？

基本的定義是：**瑜伽是頭腦的終止。**

我說派坦加利實在是個數學家，以一個單一的句子：「現在，瑜伽的紀律。」他就結束與你的談話，那是唯一被用在你身上的句子，現在，他假定你對瑜伽的興趣不是視它為希望，而是視它為紀律、視它為當下的轉化，他開始下定義：

瑜伽是頭腦的終止。

這是瑜伽最棒的定義。瑜伽曾經被下過許多定義，有些人說瑜伽是頭腦與整體的會合，因此稱做瑜伽——瑜伽表示會合、連結在一起的意思；有些人說瑜伽表示丟掉自我，自我是障礙，你丟掉自我的時候，就是你與整體連結在一起的時候。你早已與整體連結在一起了，只是自我使得它看起來像是沒有連結。此外還有許多其他定義，但是派坦加利是最科學的，他說：瑜伽是頭腦的終止。

瑜伽是無念（no-mind）的狀態，頭腦這個字含括了一切——你的自我、你的欲望、你的希望、你的哲學、你的宗教和你的經典。頭腦含括一切，所有你可以想的都是頭腦，所有已知的、所有能夠被知道的、所有可知的都是在頭腦裡面。頭腦的終止表示終止已知的、終止可知的，那是進入未知的一個跳躍。

當無念時，你是處於未知中，瑜伽是進入未知裡的跳躍，或者說它是「不可知的」會更好。

什麼是頭腦？頭腦在那裡做什麼？它是什麼？一般來說，我們以為頭腦是在頭部裡的某種實質的東西，然而派坦加利並不同意這種說法，而且沒有一個已經知道頭腦內幕的人會同意，現代科學也不會同意。頭腦並不是頭部裡某種真實的東西，頭腦只是一個機能，只是一項活動。

你在走路，而我說：「你在走路。」什麼是走路？如果你停下來，走路會在哪裡？若你坐下來，走路到哪裡去了？走路不是實質的東西，它是一項活動。所以當你坐著的時候，沒有人能夠問你：「你把走路放到哪裡了，剛剛你還在走路，它究竟到哪裡去了？」你會大笑，會說：「走路不是實質的東西，它只是一項活動，我可以再次走動。我可以走，也可以停，它是一項活動。」

頭腦也是一項活動，頭腦（mind）這個字眼聽起來好像是某種實質的東西，其實稱它做「頭腦運作」（minding）會比較好，就像是「正在走路」（walking），頭腦意謂著頭腦運作，意謂著正在思考，它是一項活動。

我已經引用菩提達摩的故事許多次了：

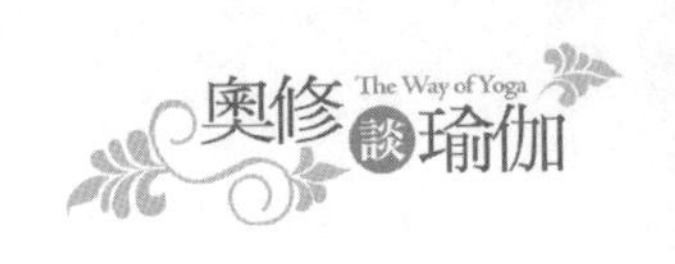

菩提達摩旅行到中國，中國的皇帝去見他，皇帝說：「我的頭腦很不放鬆、很亂，你是一位偉大的聖哲，我一直在等你，請你告訴我，我應該怎麼做才能讓我的頭腦平靜。」

菩提達摩回答：「你什麼也不用做，先帶著你的頭腦來見我。」

皇帝不懂，他問：「你是什麼意思？」

達摩說：「明天早上四點，附近沒有人的時候，你一個人來，要記住把你的頭腦也一併帶來。」

皇帝整個晚上都無法入睡，好幾次他都打消了這個念頭，「這個人似乎是瘋了，這是什麼意思：『不要忘記把你的頭腦也一併帶來』？」但是達摩是這麼令人著迷、這麼有魅力，皇帝無法取消這個約會。好像有磁鐵在拉他一樣，早上四點時他跳下床說：「不管發生什麼事，我一定要去，這個人可能有些什麼，他的眼睛如此訴說著，看起來是有些瘋狂，可是我還是要去看看會發生什麼事？」

因此他去了，達摩和他的大弟子坐在那裡，他說：「看來你來了，你的頭腦在哪裡？你有沒有帶來呢？」

皇帝回答：「你在胡說！當我人在這裡，我的頭腦也在這裡，它不是我可以將它遺忘在他處的，它在我裡面。」

於是達摩說：「好！那麼第一件事已經解決了——頭腦是在你裡面。」

皇帝說：「對！頭腦在我裡面。」

達摩接著說：「現在把眼睛閉起來，找找看它在哪裡，如果你能夠找到它的位置，馬上指給我看，我會讓它安靜。」

皇帝閉上眼睛，試了又試，看了又看，他愈看愈覺知到根本沒有頭腦，頭腦只是一項活動，它不是你可以標出位置的東西。就在這個片刻，他領悟到頭腦不是某種東西，然後他看到他的問題的荒謬。如果頭腦不是東西，那麼對於它你是無法做什麼的，倘若它是一項活動，不要做這項活動就好了，就是這樣了。假如它就像走路，那不要走就好了。

皇帝睜開眼睛，對達摩鞠躬說：「我發現到沒有頭腦。」

達摩說：「這樣我已經使它平靜了，所以每當你覺得不放鬆，就往內看，看看那個焦慮是在哪裡。」

這個觀看就是對頭腦的阻斷，因為觀看不是思考，假如你的觀看是強烈的，你的整個能量就變成了觀看，那是先前用在移動和思考的同一股能量。

瑜伽是頭腦的終止。

這是派坦加利的定義，當頭腦不在時，你就在瑜伽裡；頭腦在的時候，你就不在瑜伽裡。你可能做盡所有姿勢，但是如果頭腦不斷地作用，你不斷地思考，那你就不是在瑜伽裡。

瑜伽是無念的狀態，倘若你能夠不帶著頭腦，不做任何姿勢，就只是「在」，那麼你已經是位完美的瑜伽行者了，這已經發生在許多沒有做任何瑜伽姿勢的人身上，但是從未發生在做著姿勢做了好幾世的人身上。你需要了解的基本事情是：當思考的活動不在，「你」就在；當頭腦的活動不在、當思想消失了──它們就像雲一樣，當雲消失了，你的本性天空就清朗了。天空一直都在那裡，只不過被雲、被思想遮蔽住。

瑜伽是頭腦的終止。

在西方，有許多人被禪──日本式的瑜伽所吸引。禪（**zen**）這個字來自**dhyana**，菩提達摩將這個字傳入中國，**dhyana**在中國變成**jhan**，然後再變成**chan**，之後傳到日本就變成了**zen**，它的根源是**dhyana**──意思是無念。所以在日本禪的訓練，就是如何停止頭腦運作，如何成為無念的，如何沒有念頭的存在著。

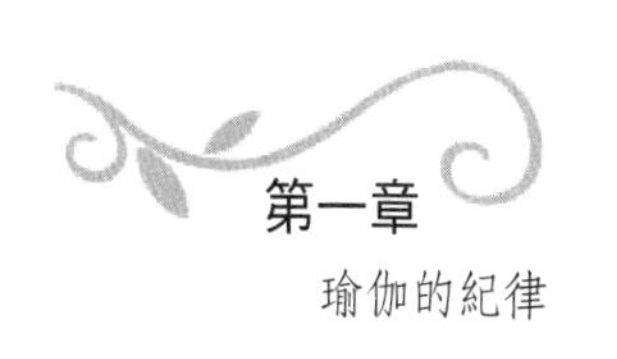

試試看！當我說試試看，它聽起來像是矛盾的……因為沒有其他方式可以說，因為如果你嘗試，這個嘗試、這個努力是來自頭腦。你可以某個姿勢坐著，並試試反覆地吟誦或唸咒語；或者只是靜靜地坐著什麼都不想，但是之後「不想」變成了一個想，你繼續說：「我不要想……不要想……停止去想。」這些全都是念頭。

試著了解，當派坦加利說無念、終止頭腦，他是說完全的終止。他不會同意你創造出咒語——羅摩、羅摩、羅摩（Ram-Ram-Ram，樂、喜之意）……他會說這不是終止，你還在使用頭腦，他會說：完全停止。

但是你會問：「要如何做？怎樣才是完全停止？」頭腦持續著，即使當你坐著的時候，頭腦還在繼續，即便你不要，它還是持續運轉著……

派坦加利說：「就只是看。」讓頭腦去運轉，讓它去做它正在做的事，不管是什麼，你就只是看，不要介入。你只要做個觀照者，只要做個旁觀者，不要關心，就好像頭腦不屬於你，好像它與你無關、並非你所關心的。不要關心，只要看著它，並且讓頭腦流動，它的流動是源於過去的動量，因為你過去一直幫助它動，這個活動已經有了自己的動量，因此它正在流動著。

不要配合頭腦，只是看著頭腦並讓它流動，有許多許多世，或許是好幾百萬

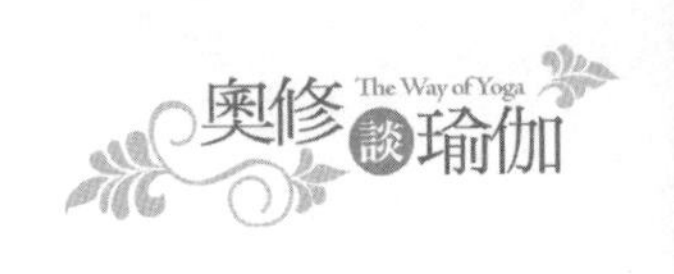

世，你都配合著它、幫助它，給與它你的能量。這個河流會流動一會兒，如果你不去配合，只是不關心地看著它——佛陀所說的漠然、烏佩夏（upeksha，捨之意，非苦非樂、非憂非喜之感受），不關心地觀看，純粹只是看，任何形式的事都不做，頭腦將會流動一會兒，然後就會自行停止。當能量已經流動過，動量消失，頭腦就會停止。

當頭腦停止，你就在瑜伽裡，你已經到達紀律，這是定義：

瑜伽是頭腦的終止。

然後，觀照就自行發生。

當頭腦終止，觀照就自行發生。當你只是看而不對頭腦認同，沒有判斷、沒有感激、沒有譴責、沒有選擇，純粹只是看，讓頭腦流動，那麼有一個片刻會來臨，屆時頭腦會自行停止。

當頭腦不在，觀照就發生了，你成為觀照者，只是一個觀察、一個知覺、一個目擊。你不再是個作為者（doer），不再是個思考者，只是純淨的本性，最純淨的本性，這時觀照就自行發生了。

在其他狀態裡，會對頭腦變異產生認同。

除了觀照之外，在其他所有狀態裡，你是對頭腦認同的。你與思緒之流成為

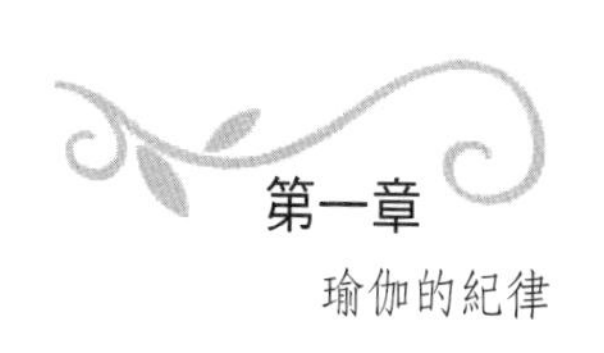

一體，與雲朵成為一體——有時是與白雲、有時是與烏雲、有時是與積雨雲、有時是與清朗無雲的狀態合一。不管是什麼情況，當你與念頭合為一體，與雲朵合為一體，你就錯過了天空的純淨、那個空間的純淨，你變得雲朵滿布；雲朵會聚集是因為你的認同，你與雲朵成為一體。

佛陀也會感到飢餓，派坦加利也會感到飢餓，但是派坦加利不會說：「我餓了。」他會說：「身體餓了。」他會說：「我的胃覺得餓了。」他會說：「飢餓在那裡，我是觀照者，我已經觀照到這個想法，它是肚子透過頭腦閃過的訊號，訴說著『我餓了』。」當肚子餓了，派坦加利會保持是個觀照者，而你只會變得認同，與思想成為一體。

然後，觀照就自行發生。

在其他狀態裡，會對頭腦變異產生認同。

這是定義：

瑜伽是頭腦的終止。

當頭腦終止，你就在你觀照的本我中建立了。在其他狀態裡只會有認同，所有的認同構成了這個世界。如果你處於認同中，你是在世界裡、在悲慘裡；如果你已經超越認同，你就被解放了。你已經變成一個悉曇（siddha，成就之意），置身於涅盤中，你已經超越這個悲慘世界而進入了極樂世界。

極樂世界是在此時此地，就是現在這個片刻。即使是片刻也不要等待，只要觀照頭腦，你就歸於中心；一旦認同頭腦，你就錯過了，這是基本定義。

記住每一件事，因為等一下在其他經文中，我們將會進入「什麼是需要做的，以及如何做」等細節，你要一直將這些基礎記在腦海裡。

人必須達到無念的狀態——這就是目標。

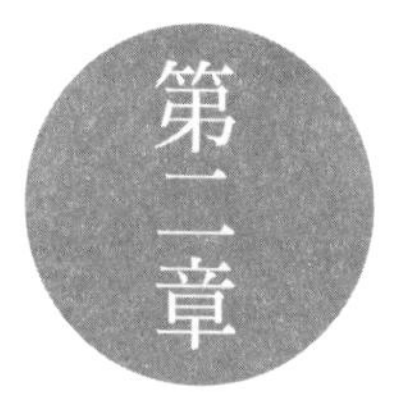

頭腦的五種變異

讓事實以原來的面目存在，
如此清澈的頭腦就實現了；
這份清晰將帶你朝向靜心，
成為成長到彼岸的基土。

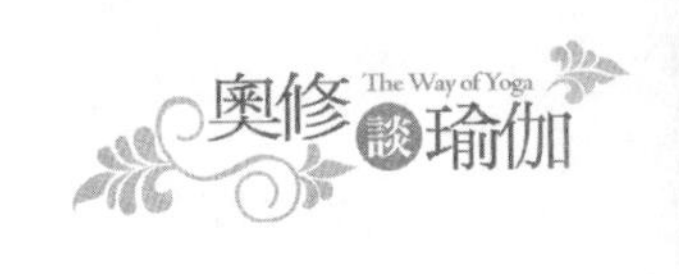

頭腦的變異有五種，它們不是極苦的根源，就是非苦的根源。分別是正知識、錯知識、想像、深睡和記憶。

頭腦不是束縛的根源，就是自由的根源。頭腦成為這個世界的大門，它是入口，也是出口；它可以引導你入地獄，也可以引導你上天堂，端視你如何使用而定。

正確地使用頭腦就變成靜心，誤用頭腦就成了瘋狂。頭腦在每個人裡面，同時含括了黑暗和光明的可能性；頭腦既不是敵人也不是朋友，你可以使它成為朋友，也可以讓它變成敵人，這視那個隱藏在頭腦後面的你而定。如果你能讓頭腦成為你的工具、僕人，頭腦就成了你到達那「最終」的通道。假如你變成僕人，而頭腦被允許當主人，那麼變成主人的頭腦，將會帶領你到最痛苦、最黑暗的地方。

所有的技巧、方法和瑜伽途徑，真正關心的問題只有一個：如何使用頭腦。正確地使用，那頭腦就會來到無念的點；錯誤地使用，頭腦所面臨的就只有一片混亂，與許多互相反對的聲音、矛盾、困惑及精神錯亂。

瘋人院裡的瘋子和菩提樹下的佛陀都使用頭腦，兩者都經歷了頭腦。佛陀來

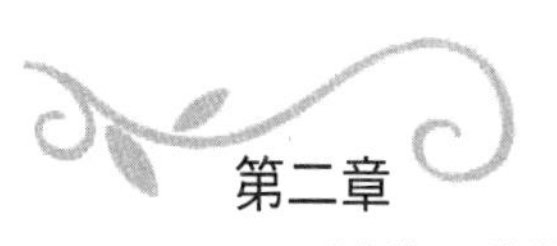

第二章

頭腦的五種變異

到一個頭腦消失了的點；正確地使用頭腦，它就會不斷地消失，頭腦不在的片刻有一天會到來。瘋子也使用頭腦，錯誤地使用，所以頭腦變成分裂的，變成了許多個；錯誤地使用，頭腦變成了一大群，最後，只有瘋掉的頭腦在那裡，你完全不在了。

佛陀的頭腦已經消失，他存在於他的全然裡；瘋子的頭腦已經成了全部，而他自己已經完全消失無蹤。你和頭腦是兩極，如果它們同時存在，你將會置身於悲慘中，不是你消失、就是你的頭腦必須消失。假如頭腦消失，你就得到了真理；如果消失的是你，那你就精神錯亂了。所掙扎的是：誰將會消失呢？是你還是頭腦？這就是衝突所在，所有掙扎的根源所在。

派坦加利的經文將會一步一步地帶領你了解頭腦：它是什麼？它使用什麼模式？在它裡面的是哪一種類型的變異？你可以如何使用它並進而超越它？要記住，現在你除了頭腦之外什麼都沒有了，你必須運用它，如果你錯誤地使用，你會掉入更深的悲慘中。

你正處於悲慘中，那是因為累世以來，頭腦都被錯誤地運用，它已經成了你的主人，你只是個奴隸，只是個遵循頭腦的影子，你無法對它說：「停！」你無法對自己的頭腦下命令，頭腦繼續不斷地指揮著你，而你必須聽從它。你的本性已經變成影子和奴隸，是一個掌握在頭腦手上的工具。

頭腦只不過是個工具，就像你的手或腳。當你指揮你的腳和腿，它們就會動；當你說「停」，它們就會停，你是主人。如果我想要移動我的手，我就動；如果我不要，我就不動，手不能夠對我說：「現在我想要有所動作。」手無法對我說：「現在不管你做什麼，我都要動，我不再聽從於你。」假如我的手不管我了，而開始自行動作，那身體將會是一團亂。

那些就是頭腦裡面所發生的事。你不想去想，但是頭腦卻不斷在思考；你想睡了，躺在床上翻來覆去，你明明想要睡覺，可是頭腦持續著，它說：「不要！我還要想一些事。」你繼續說：「停止！」但是它從來不聽你的，而你也無能為力。

頭腦只是一個工具，但是你給它太多權力了，它已經變成一位獨裁者，假如你試圖把它放回適當的所在，它將會努力掙扎。

佛陀也使用頭腦，不過他的頭腦就只是像你的腿。人們不斷地來找我並且問到：「一個成道者的頭腦是怎麼一回事？它就這樣消失了？無法再被使用了嗎？」

做為主人的頭腦消失，而做為僕人的留下來了，現在頭腦只是一個被動的工具。佛陀要使用頭腦的時候，就能夠使用它；當他對你說話時，就必須用到它，不可能不運用頭腦卻能演講的，頭腦必須被使用。

如果你來到佛陀身邊，而他認出了你，他知道你以前曾經來過，他就是在使用頭腦，不使用頭腦就不可能認得，不使用頭腦就沒有記憶。但是記住：他是「使用」頭腦，而你是「被使用」——這就是差異所在。每當佛陀要使用頭腦時，他就用；而當他不使用它時，他就不用。頭腦只是一個被動的工具，它並沒有緊抓住他。

佛陀保持像一面鏡子般，如果你來到鏡子面前，它就反映出你；當你離開，反映的影像就不見了，而鏡面又是空無一物。你不像一面鏡子，你看見某個人……這個人走了，但是念頭繼續著，反映繼續著，你持續地想著他，而且就算你想停，頭腦也不會聽從你。

駕御頭腦就是瑜伽，當派坦加利說到「終止頭腦」時，他的意思是：它不再是個主人，做為主人的頭腦停止了，它已不再是主動的，而是被動的工具。你下命令，它就運作；你不下命令，它就保持不動，它只是等待著，不能有自己的主見，它的主張已經失去了，暴力已經失去了，不再試圖控制你。目前，實情剛好相反。

要怎麼成為主人？如何將頭腦放在它的位置，並且讓你可以使用它；假如你不想使用，可以把它放在一邊，並且保持寧靜？

所以，整個頭腦的機械構造必須加以了解。

現在，我們進入這段經文。

頭腦的變異有五種，它們不是極苦的根源，就是非苦的根源。

首先要了解的是，頭腦並不是和身體不同的東西，記住：頭腦是身體的一部分。頭腦是身體，不過極為精密；它屬於身體的一部分，可是非常纖細、非常精緻，你無法抓住它，但是透過身體你可以影響它。假如你吸食毒品，服用迷幻藥、大麻、酒精或其他東西，驟然間，頭腦就被影響了。頭腦是身體最精細的部分。

反過來說，身體也會被作用在頭腦上的東西所影響。例如催眠，一個無法走路、癱瘓的人，有時候能夠在催眠的狀態下行走；或者，你沒有癱瘓，可是假如在催眠時被告知「現在你的身體是癱瘓的，你不能走路」，你就沒辦法行走。癱瘓的人有時能在催眠的狀態下行走，這是怎麼回事？催眠進入頭腦、暗示進入頭腦之後，身體就聽從。

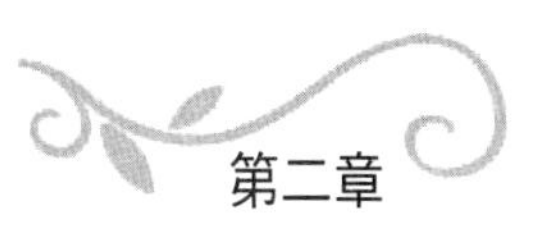

第二章

頭腦的五種變異

那是首先要了解的事：頭腦和身體並不是分開的；這是派坦加利最深奧的發現之一，而現代科學也證明了這點，這在西方是極新的觀點。他們現在說：把身體和頭腦當作是分開的、是截然不同的個體，那是不對的，其實身心是相關的，是身體頭腦。身體和頭腦只是同一個現象的兩種機能，一端是頭腦，另一端則是身體；你可以從任何一端著手，進而去改變另一方。

身體有五種活動器官——五根（indriyas），眼、耳、鼻、舌、身，五個活動的工具；頭腦擁有五種變異，五個機能模式。頭腦和身體是一體的，身體劃分為五個機能，頭腦也是一樣。我們將詳細地進入每個機能。

經文的第二個部分是：

它們不是極苦的根源，就是非苦的根源。

這整個頭腦、這五種變異，可能把你帶到極深的痛苦中，佛陀稱這種痛苦為達卡——悲慘。假如你正確地使用頭腦和其機能，它也可以引導你進入沒有悲慘的狀態。

頭腦最多只能帶你進入不悲慘的境界，不悲慘（nonmisery）這個字彙非常有意義，派坦加利並不是說它會帶你通向無邊無際、通向喜樂，不是！頭腦會導致你走向悲慘，假如你錯誤地使用它，假如你變成它的奴隸；如果你成為主人，

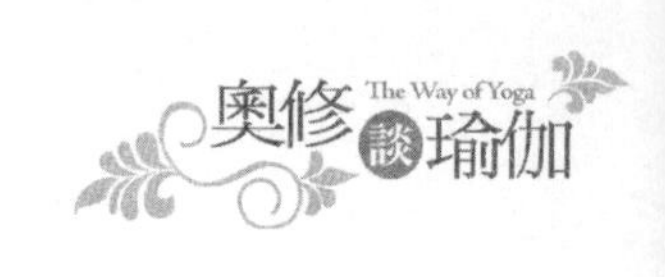

頭腦能夠帶領你進入不悲慘……不是通往喜樂，因為喜樂是你的天性，頭腦無法把你帶到那裡，可是，假如你是不悲慘的，內在的喜樂就會開始流動。

喜樂一直都在你裡面，是你的固有天性，它不是什麼要去達成或賺取的，也不是在他處才可觸及的，它是你與生俱來的。你原本就擁有它了，它本來就是事實，這就是為什麼派坦加利不說：頭腦帶你通往悲慘或通向喜樂，他不這麼說，他非常科學、非常精確，任何會帶給你不真實訊息的字眼，他一個都不會用，他僅僅說：不是悲慘就是不悲慘。

佛陀也這麼說過很多次，每當有尋道者來找他時——尋道者是在找尋喜樂，因此他們會問佛陀：「我們要怎麼到達那最終的喜樂？」他會說：「我不知道，我可以指出通往不悲慘的道路，就只是悲慘的不在；我不說任何關於正向的喜樂，而是只有負向的，我只能指出如何走入不悲慘的世界。」

那是所有這些方法所能做的，一旦你在不悲慘的狀態，內在的喜樂就會開始流動，不過那並非來自頭腦，而是來自你的內在本性，所以頭腦無法對它做什麼，頭腦不可能創造出喜樂。假如頭腦陷入悲慘裡，頭腦就變成阻礙；如果頭腦處於不悲慘中，那頭腦就成為一個開口，但是它不具創造力，它沒辦法創造出喜樂。

是你打開窗戶讓陽光照射進來的，你並沒有創造出太陽，太陽本來就在那裡；假如它不在那裡，你只是打開窗戶，光是打開窗戶，陽光也不會進來。窗子可能是一個阻礙，太陽光也許在外面，而窗戶卻是關閉的。窗戶可以成為阻礙，也可以成為一個通道，可是它不可能有創造性，它創造不出光線，光線原本就在那裡。

你的頭腦如果置身於悲慘裡，那就是封閉的，記住：悲慘的其中一個特徵是封閉。每當你是悲慘的，你就封閉起來。注意觀察，每當你覺得有些痛苦時，你就對這個世界關閉，即使對於最親愛的朋友，你也是封閉的。當你處於悲慘中，就算對你的妻子、孩子、摯愛的人，你也是封閉的，因為悲慘使你往內縮，你萎縮了起來，對一切關閉起所有的門。

那就是為什麼在悲慘中，人開始想要自殺，自殺代表著完全的封閉——不可能有任何交流、不可能有任何的門存在。即使是一個關起來的門也是危險的，可能有人會把它打開，所以要毀掉所有的門，銷毀所有的可能性。自殺意謂著：「我要摧毀任何敞開的可能性，我要徹底關閉自己。」

每當你是悲慘的，你就開始想要自殺；在你快樂時，就不可能想到自殺，你無法想像。你甚至想像不到為什麼有人要自殺，生命是這樣歡樂，是這樣一段深刻的樂章，人為什麼要摧毀生命？看起來像是不可能的事。

為什麼當你是快樂的時候，自殺看起來就是不可能？這是因為你是敞開的，生命流進你裡面。在你快樂時，你就擁有一個更大的靈魂，你擴張了；當你不快樂，你擁有的是較小、萎縮了的靈魂。

當某個人不快樂的時候，摸摸他，握住他的手，你會覺得他的手好像是死的，沒有任何東西流經它，沒有愛、沒有溫暖，只有冷冷的感覺，就好像是死屍的手。在某個人快樂的時候，摸摸他的手，那裡會有交流，能量正在流動，他的手不是死的，它成為一道橋樑，某種東西透過他的手來到你身上，交流著、聯繫著。暖意在流動，他觸及到你，他做了所有努力去流進你，也允許你在他裡面流動。

當兩個人是快樂的時候，他們就變成一體。這就是為什麼處於愛中，會發生合為一體，愛人們開始覺得他們不是分開的個體。他們是「二」，但是他們開始感覺到他們不是兩個分別的個體，因為在愛裡是如此快樂，以致於融合發生了，他們融入彼此中，流進彼此裡，邊界融解了，界限模糊了，他們不知道誰是誰，在那個片刻裡，他們成為「一」。

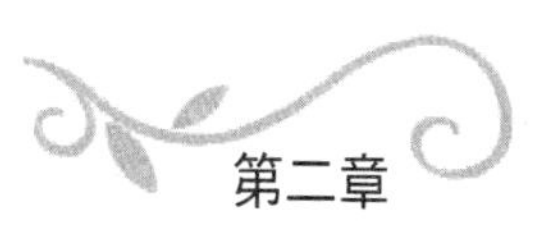

第二章

頭腦的五種變異

當你是快樂的，你能夠流進他者，也允許其他人流入你，這就是慶祝的含義。當你願意讓所有人流進你裡面，而你也流入所有人，你是在慶祝生命，慶祝是最偉大的祈禱，是靜心的最高峰。

處於悲慘中，你開始想要自殺；處於悲慘中，你開始想到毀滅；處於悲慘中，你就是在慶祝的相反一端。你在指責，所以沒辦法慶祝；你怨恨一切，每件事都是錯的，你是負面的、無法流動，你不能有所連結，沒辦法讓一切流進你，你已經成了一座孤島，完全封閉起來。這是一個活生生的死亡，生命只存在於當你是敞開並且流動的時候，在你不害怕、沒有恐懼、敞開、柔弱、易受傷害、慶祝著的時候。

派坦加利說頭腦能夠做兩件事：它可以創造出悲慘或不悲慘。你可以用一種會讓你悽慘的方式來使用頭腦——你現在就是在這麼做，你是老手了，不需要談太多關於它的事，你早就知道了，你知道如何創造出悲慘的藝術。或許你並沒有覺知到，但那就是你不斷在做的，任何你所碰觸的都成了悲慘的根源——不管怎樣我都要如此重申！

看看窮人，顯而易見的，他們是悲慘的；他們窮，生活的基本需要都無法被滿足。再看看富者，也是慘兮兮的，這些有錢人認為財富不能帶他們到任何地方

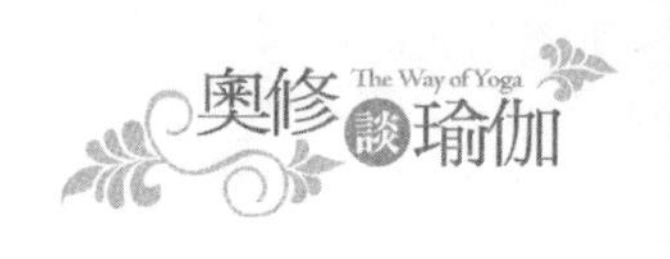

去，那是不對的！財富可以通往慶祝，只不過你沒有能夠去慶祝的頭腦。所以如果你是貧窮的，你就是悲慘的；但是假如你變富裕了，你會更悲慘，在你觸及財富的瞬間就已經摧毀它們了。

你聽過希臘國王麥得斯（King Midas）的故事嗎？任何他所觸碰到的東西都會變成黃金，然而當你摸到黃金，它馬上就變成爛泥漿，成了塵土，所以你就認為沒有任何東西存在這世界上，即使是財富也毫無用處。不是這樣的！你的頭腦無能慶祝，你的頭腦無法參與任何不悲慘的一切。假如你受邀到天堂，你在那裡看到的不會是天堂，你將會創造出地獄，就像你現在正在做的，不管你去到哪裡，你都隨身帶著你的地獄。

有一句阿拉伯諺語說：地獄和天堂不是地理位置，而是一種態度。沒有誰進入天堂或地獄，每一個人都是帶著天堂或地獄進入的。不管你去哪裡，你都帶著你對地獄或天堂的投射，在你裡面有一部放映機，瞬間你就開始投映了。

派坦加利是個小心謹慎的人，他所說的是悲慘或不悲慘——是正的悲慘和負的悲慘，而不是喜樂。頭腦不能給你喜樂，沒有人能夠將喜樂給你，它隱藏在你裡面，當頭腦處於不悲慘狀態時，喜樂就會開始流動。喜樂並非來自頭腦，而是來自彼岸。那就是為什麼派坦加利說，頭腦不是極苦的根源，就是非苦的

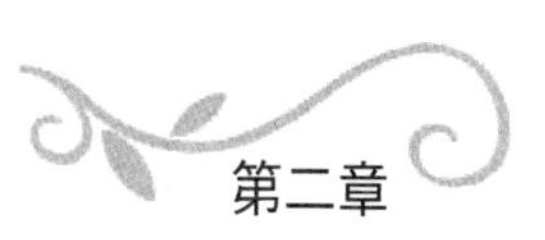

根源。

頭腦的變異有五種。

它們是正知識、錯知識、想像、深睡和記憶。

頭腦的第一個變化是「波羅滿」（praman）——正知識（right knowledge），梵文praman是很深奧的字，你無法翻譯它；正知識只是一個影子，並不是確切的意思，沒有字能夠翻譯波羅滿，它的字根是prama，測量之意，有許多關於它的事情必須加以了解。

派坦加利說頭腦有一個可能性，如果朝正確的方向發展，那不管你知道的是什麼都是真實的，那是不證自明的真實。但我們沒有覺知到它，因為我們從來沒使用過它，那個機能保持在未被使用的狀態，就好像房間是黑暗的，你進入房間時手上拿著手電筒，但是你沒有使用它，所以這個房間還是黑暗的，你的腳不斷被椅子和桌子絆倒……而你的手中卻拿著手電筒！它必須被打開，一旦你把手電筒打亮，黑暗就會馬上消失，光線所投射到的地方你就能夠看見，至少那個區塊變得清晰、一清二楚。

頭腦擁有正知識、智慧的可能性，一旦你知道怎麼開啟它，不管你把光亮

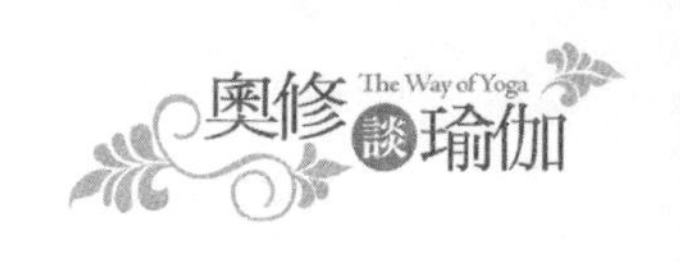

移往何處，只有正知識會顯現；不知道怎麼打開光源，任何你所知道的都是錯的。

頭腦同樣有著錯知識（wrong knowledge）的可能性，在梵文中，錯知識被稱為「惟帕芽亞」（viparyaya）——不真實的、虛妄的。你也擁有這個可能性，在你喝酒之後會怎樣？整個世界變成假的，你開始看到不存在於那裡的東西。

究竟是怎麼一回事？酒精不可能創造出這些東西，它只不過在你的身體和頭腦之中做了某件事，酒精開始運作起派坦加利稱為惟帕芽亞的中心。頭腦有一個能曲解一切的中心，一旦那個中心開始運作，每一件事都被扭曲了。我想起一則故事：

有一回，穆拉·那斯魯丁和他的朋友在酒吧喝酒，他們出來的時候已經酩酊大醉，那斯魯丁常常喝醉酒，另一個人沒什麼經驗，因此他所受的影響更大，他問：「我現在看不到、聽不見，甚至沒辦法走路，我要怎麼回到家？請你告訴我，那斯魯丁，拜託指點我要怎麼回家？」

那斯魯丁說：「你開始走，好幾步後你會到達一個雙叉路口，一條往右，另一條往左，你走左邊，因為通往右邊的路是不存在的。有好幾次我都走右邊，

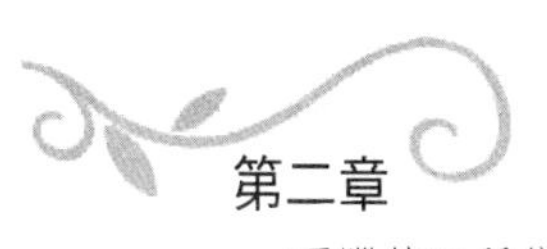

現在我已經有經驗了，你等一下會看到兩條路，選左邊那一條，不要選右邊，右邊那一條不存在！我走過好多次都沒有回到家。」

有一次，那斯魯丁在教他的兒子喝酒的首要課題，他的兒子好奇地問：「喝到什麼時候應該要停呢？」

那斯魯丁回答：「看那張桌子，有四個人坐在那裡，當你開始看成八個人的時候，就要停了。」

這個男孩說：「但是爸！那裡只坐了兩個人耶！」

頭腦有個機能，當你被毒品或酒類所影響時，那個機能就會起作用，派坦加利稱那個機能為惟帕芽亞——錯知識、扭曲的中心。

在扭曲的中心相反之處，有一個你所不知道的中心，這個中心剛好與之相反，如果你深入、寧靜的靜心，另外一個中心就會開始作用，那就是波羅滿——正知識，在那個中心的運作下，任何所被知道的都是對的。

你所知道的並不是問題，從哪裡得知才是問題所在。

這就是為什麼所有宗教都反對酒精，不是基於任何道德立場，不是的！因為酒精運作起扭曲的中心，而所有宗教都是為了靜心，靜心意謂著創造出更多更多的定靜，變得愈來愈寧靜。酒精不斷地做著徹底相反的事，它使你愈來愈激動、興奮、煩亂，顫動不安進入你裡面，醉漢甚至連路都沒法好好走，他不只是失去了身體的平衡，就連頭腦裡的平衡也不見了。

靜心意謂著內在的平衡，當你得到內在的平衡，不再顫動不安，當整個身體頭腦變得定靜，正知識的中心就開始運作，透過那個中心，所有被知道的都是真實的。

你在何處？你不是酗酒者，也不是靜心者，所以你必定在兩者之間的某個地方。你不在任何一個中心裡，而是在錯知識和正知識之間，這就是為什麼你會困惑。

有時候你會有所瞥見，你稍稍靠往正知識的中心，然後某種瞥見就會出現；當你靠向另一個中心，那個歪曲的中心，曲解就會進入你裡面，然後每一件事都攪和在一起，你就置身一片混亂。這就是為什麼你若不是個靜心者就會成為酒鬼，因為介於兩個中心之間的迷惑，遠超過你所能承受的。

假如你中了酒精的毒、迷失了自己，那你是輕鬆的，至少你已經到達了一個中心，即使是由錯知識所組成，但是你歸於一個中心，整個世界或許會說你是錯的，不過你不這麼想，你認為整個世界是錯的。至少在那些無意識的時刻，

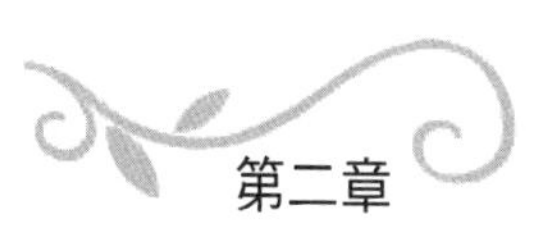

你是歸於中心的，歸於錯的中心裡，但你是快樂的；就算是歸於錯的中心也會帶給你某種快樂，你享受著它，因此酒精才會有那麼大的吸引力。

好幾世紀以來，政府部門不斷地抵制酒精和毒品，制定出禁酒等相關法令，但是沒一個管用。除非人們成為靜心的，否則一切都沒有助益。人們會持續沉迷下去，他們會找到新的方法和手段讓自己中毒、沉迷，他們不可能被阻止，你愈是阻止，吸引力就變得愈大。

美國曾經這麼做過，而且勢在必行，他們盡了最大的努力去阻止，可是在禁酒的期間，人們反而喝得更凶了。他們試過而且失敗了，印度在獨立之後也這麼做過，結果也是失敗，禁止看來是沒用的。

除非人們從內在改變，否則你無法強施任何禁令，那是不可能的，因為屆時人們將會發瘋，這是他們保持神智正常的方法。在幾個小時裡，某個人服了毒品而變得恍惚，於是問題沒了，悲慘和極苦沒了；悲慘會再來，極苦也會再次出現，但至少已經被延緩了，明天早上悲慘會在那裡，極苦也會在那裡，他必須去面對，可是到了晚上他又可以再次期望，他會去喝酒並且安下心。

點亮內在的光

這是二選一的問題，如果你不靜心，遲早你會去尋找一些毒藥，一些細微的毒藥。酒精並非細微的，它非常粗略，有一些不易察覺的毒藥，性就有可能變成你的毒藥，透過性，你也許恰巧會失去意識。你可以拿任何東西當作你的毒藥。

只有靜心才能有所幫助，為什麼？因為靜心使你歸於中心，那是派坦加利稱為波羅滿的中心。為什麼每一個東方宗教都如此強調靜心？靜心必定成就了一些內在奇蹟，那就是：靜心幫助你打開正知識的燈，接著，不管你走到哪裡，不管你行動的焦點擺在哪裡，一切被知道的都是真實的。

佛陀被問過數不清的問題，某一天有個人問他：「我們有新的問題，但是在剛要向你提出的時候，你就開始回答了，你從來沒有想一想再回答，為什麼會發生這樣的事呢？」

佛陀說：「這跟思考無關，你提出問題，我就只是看著它，然後真實就會顯現，不管真實是什麼。這無關乎思考與沉思，答案並非來自邏輯推演，而是正知識的聚焦。」

佛陀就像一把手電筒，手電筒所照之處就會亮起來。問題是什麼並非重點，佛陀擁有這份光亮，每當光來到任何問題上，答案就會顯現，答案會從那光亮處現形，那是一個簡單的現象，一個神示。

某人問你問題，而你必須想一想，可是如果你不知道答案，你要如何思考？假如你知道，就沒有思考的必要；假如你不知道，你會怎麼做？你將在你的記憶中找尋，你將會找到許多線索，做做拼貼的工作。事實上你是不知道的，否則答案馬上就會有。

我曾經聽說過一位老師的故事：

一位國小的女老師問小朋友：「你們有任何問題嗎？」

一個小男孩站起來說：「我有一個問題。其實我一直在等，等老師問起，我就要提出來，請告訴我整個地球的重量是多少？」

這個老師慌亂了起來，因為她從沒想過這個問題，從沒讀過它，整個地球的重量？所以她玩了一個老師們都知道的把戲，他們都必須玩把戲，她說：「很好，這個問題很有意義，每個同學都要在明天找到答案。」她需要時間，「所以明天我會問這個問題，不管是誰，只要帶來正確答案，就會得到一份禮物。」

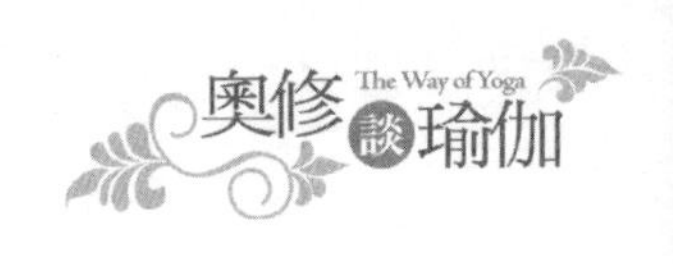

所有的孩子找了又找，可是找不到解答。這位老師衝到圖書館，她搜尋了整晚，剛好在早晨來臨之前查到了地球重量。她非常高興地回到學校上課，但小朋友都顯得筋疲力盡，他們說找不到答案：「我們問媽媽，也問爸爸，我們問了所有人，但是沒有人知道，這個問題似乎非常困難。」

老師笑道：「這並不難，我知道答案，我只不過想看看你們是不是能夠查到罷了，地球的重量是……」

提出問題的小男孩又站了起來，他說：「有包括人還是沒有？」

你不能把佛陀放在同樣的情況下，這不是去某處尋找答案，這與回答你的問題無關，你所提的問題只不過是個藉口，當你把問題提出後，佛陀只是把他的光亮移向問題，任何會呈現的就會呈現，他回答了「你」，那是他對的中心深切的回應。

派坦加利說頭腦的變異有五種，其中一個是正知識，如果正知識的中心開始在你裡面運作，你將成為一位賢者、一位聖人，你將具有宗教性，在那之前，你不可能成為具宗教性的。

這就是為什麼耶穌和穆罕默德看起來像是瘋狂的，因為他們不爭論，他們看

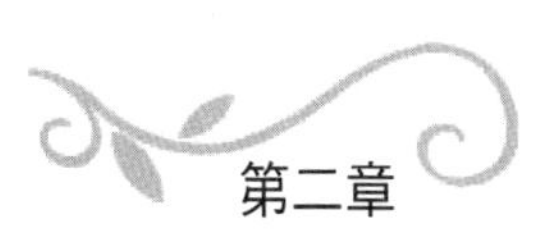

待事情並非基於邏輯，他們的聲明直率且清楚有力。你問耶穌：「你真的是神唯一的兒子？」他說：「沒錯，」如果你要他提出證明，他會笑一笑然後說：「沒有證明任何事情的必要，我知道這是實情，是不證自明的。」對我們來說這看起來不合邏輯，這個人似乎是神經病，不經任何證明就要聲稱某件事。

如果正知識的中心開始運作，你會跟耶穌一樣，能夠清楚有力地表明，但你無法證明。你如何能夠證明？假設你在愛裡，你要怎麼證明你是在愛裡？你只能夠宣稱。當你的腳感到疼痛時，你要怎麼證明你的腳在痛？你就只是表明「我腳痛」，你知道疼痛在裡面的某處，那份知道就已經足夠了。

拉瑪克里希那（Ramakrishna）被問到：「神存在嗎？」他回答是。

他又被問：「那請你證明。」

他說：「沒這個必要，我知道有，因此證明對我來說是不需要的，對於你來說就有這個需要，所以你會去尋找。沒有人能為我證明這件事，因而我也無法為你提出證明，我曾經去探索，也曾經去尋覓，現在我找到了：神是存在的。」

這是「對的中心」的運作。

拉瑪克里希那或耶穌看起來是荒謬不合理的，他們篤定地宣稱一件事而不給與任何證明。事實上，他們並沒有宣稱，他們沒在宣稱任何事，是特定的事情對他們顯現，因為他們有一個新的中心在運作，而那是你沒有的，就是因為你沒有，所以你才需要證明。

記住，想要證明顯示了你的內在對任何事物都沒有感覺，所以每一件事都需要證明，就連愛也需要證明。我知道許多夫妻，丈夫不斷證明他愛他的妻子，然而他從未讓她信服；妻子也不斷地證明自己愛丈夫，而她也未曾使他相信過。他們還是沒被說服，因此衝突還是在那裡，他們不斷地覺得另一方還未證明他的愛。

戀人不斷地尋找證據，創造出一種對方必須證明自己是愛他們的情境，漸漸地，雙方都對這種情形感到厭煩。想要去證明的努力是無用的，而且也沒有什麼是可以被證明的。你怎麼能夠提出愛的證據？你可以送禮物，可是沒有什麼因而被證明，你可以接吻、擁抱，也可以唱歌跳舞，但是沒有什麼因而被證實，你可能只是在假裝。

靜心將帶領你來到頭腦的第一種變異：對的知識，當你可以正確地知道事情，證明就不需要了，如此頭腦才能夠被丟下，在這之前那是不可能的。當不再有證明的需要時，頭腦就不需要了，因為頭腦只是一個邏輯的工具。你之所以會在每一個片刻需要頭腦，是因為你必須思考，去找出什麼是對的、什麼是

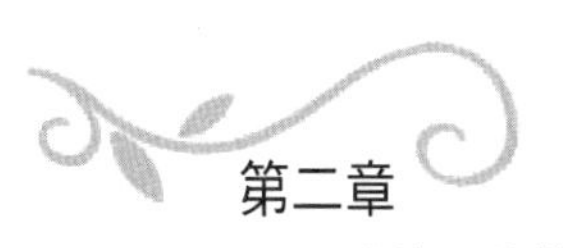

錯的，每一個片刻都有選擇和抉擇的機會，你必須做選擇。只有當正知識運作時，你才可能拋下頭腦，因為揀選已經不再具有意義，你不做選擇地生活著，唯有對的會顯現在你眼前。

聖哲的定義是：從來不做選擇的人，他從未在壞的裡面挑選好的，他純粹就往好的方向移動。就像向日葵，當太陽在東邊，花朵就朝向東，它從不選擇；當太陽移往西邊，花朵也向西，純粹跟著太陽移動，它從來沒有決定要移動，它從未下決定說：「現在我該移動了，因為太陽已經去到西邊。」

聖哲就像一朵向日葵，哪裡有好的他就往哪裡去，所以他所做的一切都是好的。印度教經典《奧義書》（*Upanishads*）說：「別評斷聖哲，你平凡的尺度標準不可能辦到。」你必須從壞的裡面做出對的，而聖哲不需要選擇，他直接行動，你無法改變他，因為這並非二選一的問題，如果你說：「這樣不好。」他會說：「這也許不好，但是這就是我行動的方式，這是我的存在流動的方式。」

在吠陀時代裡，人們是知道的，而那些知道了的人做了一個決定，他們決定：「我們將不會評斷聖哲，一旦一個人已經歸於自己的中心，當他到達了靜心的狀態，變得寧靜、放下頭腦，那麼他是超越道德規範、超越傳統的，他超越了我們的極限，假使我們能夠跟隨的話，就跟隨他；假如沒辦法跟隨，那我們不應該下評斷。」

倘若正知識運作，假如你的頭腦已經產生正知識的這種變異，你將會是有宗教性的。

要留意，這是全然不同的。派坦加利不是說假如你去清真寺、去廟宇，如果你做某些儀式、做祈禱……不！那並不是宗教。你必須讓正知識的中心開始運作，而你是否去清真寺都無關緊要，那一點關係都沒有。假如你正知識的中心作用了，一切你所做的都是祈禱，你所到之處就是廟宇。

卡比兒（Kabir）曾經說過：「不論我前往何處，我都會發現你——我的神啊！不管我移往何處，我都朝你靠近，並在偶然間遇見你。不管我做什麼，即便是走路、吃飯，都是祈禱。」卡比兒說：「這個自發性的是三摩地（samadhi），成為自發性的就是我的靜心。」

頭腦第二種變異是「錯知識」，假如你錯知識的中心運作，不管你做什麼都會是錯的，不管你做何選擇都是錯的，一切你所決定的也都會是錯的，因為那不是你在做決定，而是錯的中心在做決定。

有的人覺得自己是不幸的，因為他們所做的一切都是錯的，他們試著不要再

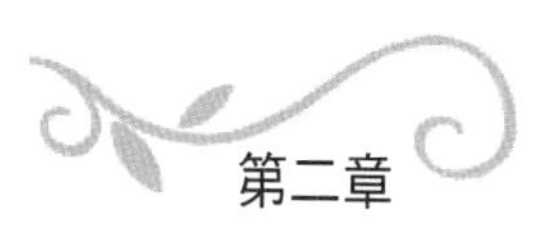

犯錯，可是並沒有幫助。這個運作的中心必須被改變，他們的頭腦以錯的方式在作用著，也許他們認為正在做的是對的，可是那將會是錯的，就算有好的願望或意圖，也不會有所助益，他們是無助的。

穆拉．那斯魯丁曾經去拜訪一位聖哲，他已經來了好多天，可是這個聖哲很安靜、都不說話，那斯魯丁覺得必須說些什麼，所以他問：「我一次又一次地來，等待你可能說些什麼，可是你什麼也沒說；除非你說，否則我無法了解，只要給我的生命一個訊息、一個指示，讓我能夠往那個方向前進。」

那位蘇菲聖哲說：「做好事，然後將它丟到井裡去。」這是最古老的蘇菲諺語之一：做好事，然後把它丟到井裡去。做好事後就馬上把它忘了，不要攜帶著「我做了好事」的念頭。

隔天，那斯魯丁幫助一位老婦人穿越馬路……然後就把她推到井裡去！做好事，然後將它丟到井裡去！

如果你錯的中心在作用，不論你做什麼……你可以閱讀《可蘭經》、閱讀《薄伽梵歌》，你會從中找到一些含義，可是假如克里希那、穆罕默德看見你找到的含義，他們會很震驚！

甘地撰寫自傳，當然期望它會對人有所助益。自傳出版後，有許多讀者寄信給甘地，因為他描述了他的性生活。他是一個誠實的人，最誠實的人之一，所以他描寫了所有的事，所有過去發生的事，包括在他父親死的那一天，他是如何地沉溺，以致於沒有隨侍一旁，即使在那一天，他也一定要和老婆上床。醫生已經說了：「這是最後一個晚上，你父親活不過明天早上。」可是大約在晚上十二點或凌晨一點的時候，甘地開始感覺到性慾，父親正在睡覺，所以他溜開跑到他太太的身邊，沉溺在性裡面，當時他太太正懷有九個月的身孕，他的父親正在瀕臨死亡……他父親在當天晚上過世，而這個孩子在出生的時候就死了。終其一生，甘地對於自己如此耽溺於性，而沒有陪在臨死的父親身旁感到深深的懊悔。

甘地描述了一切，他是誠實的人，只是想要幫助其他人。許多信件開始寄來，而那些信震驚了他，許多人寫道：「僅僅透過閱讀你的自傳，就讓我們變得更有性慾，只是閱讀它，我們就變得更有性慾且沉溺其中，它是一本色情書籍。」

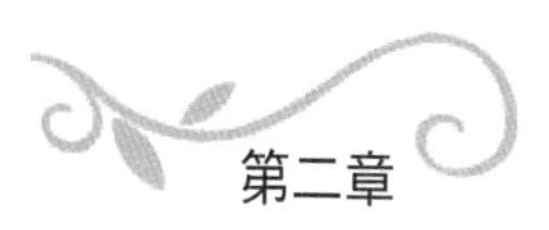

倘若錯的中心運作，就沒有什麼是可以被完成的，不管你做什麼事或讀什麼書，不管你的行為舉止如何，都將會是錯的。你將會走向錯誤，因為有一個強迫使你步入錯誤的中心。你可以去找佛陀，但是你會在他身上看到某些錯的東西，所以你無法真正與佛陀相遇，你馬上會看到某些錯的東西，你聚焦在錯的東西上頭，有一股很強的驅力驅使你到處挑毛病。

派坦加利稱這種頭腦的變異為惟帕芽亞，它的意思是歪曲，你曲解了所有的事情，你用一種會把事情變得歪曲的方式來詮釋它。

歐瑪爾．海亞姆（Omar Khayyam）寫道：「我曾經聽說神是慈悲的。」這蠻美的，穆罕默德不斷地重複著：「大仁大慈真主阿拉」，他們持續不斷地重複著。

歐瑪爾．海亞姆說：「如果祂真的是慈悲的，那就不需要感到害怕，我可以不斷地犯錯。假如神是慈悲的，為什麼要恐懼？我可以做任何我想做的錯事，而祂是慈悲的，因此每當我站在祂面前，我會說：『喔！慈悲的神啊，我是有罪的，可是你是慈悲的，倘若你真的是慈悲的，那麼對我發發慈悲吧！』」然後他繼續喝酒，繼續犯他所認為的錯事，他用一種非常歪曲的方式來詮釋它。

整個世界的人都在這樣做，在印度我們說：「假如你去到恆河，假如你沐浴於恆河中，你的罪將會消解。」這是個美麗的概念，顯示了許多事情，它顯示出罪並不是某種非常深的東西，只不過像你身上的塵埃罷了，所以不要太過被它纏住，不要覺得罪惡，它只是塵埃，你的內在仍保持著純淨，即便是沐浴於恆河就能有所幫助。

這只是要告訴你，不要像基督教一樣太執著於罪，罪已經成了他們的重擔。即使沐浴於恆河也能有幫助，不要這麼害怕。但我們是怎麼詮釋的？我們說：「那就沒關係了，繼續犯罪吧！過了一陣子，當你覺得已經犯下許多錯，給恆河一個機會去淨化你，然後回來再繼續錯下去吧！」這是扭曲的中心在作祟。

真實的觀照

頭腦的第三種變異是想像，頭腦具有想像力，這很好，很美。所有美都來自想像，藝術、舞蹈、音樂——每一件美麗的事物都是出自想像；不過，一切醜陋的事物也是來自想像，希特勒、毛澤東、墨索里尼——他們也都經歷過想像的作用。

希特勒想像著一個超人的世界，他相信尼采，尼采說：「摧毀那些不優秀的，只把能力非凡的人留在地球上。」因此希特勒消滅人類。這只是想像——不切實際的想像，認為透過消滅弱的、消滅醜陋的、消滅身體殘障的，你就會擁有美麗的世界。然而這個破壞本身，就是世界上可能發生的事裡頭最醜陋的……就是這個破壞。

他是透過想像在運作，他有一個不切實際的想法，他是最富幻想的人！希特勒是最富想像力的人之一，而他的想像變得這麼荒誕、這麼瘋狂，以致於為了他的幻想世界，他試圖徹底消滅這個世界，他的想像已瘋狂過頭了。

想像能夠帶給你詩、音樂和藝術，同時也能讓你神經錯亂，這依你如何使用它而定。一切偉大的科學發現也是來自想像，想像那原本不可能的；現在我們能夠飛進天空裡，能夠去到月球，就是因為很深刻的想像能力。人已經想了幾個世紀、好幾千年，想著要怎麼飛翔、怎麼登陸月球，每一個孩子都帶著抵達月球的渴望而誕生，現在我們已經可以去到月球。透過想像，創造力會來到；但是透過想像，破壞力也會出現。

派坦加利說想像是頭腦的第三種模式，如果你以錯誤的方式使用它，它就會毀掉你；如果你正確地使用，那麼富於想像力的靜心將會產生，它們始於想像，漸漸地想像變得愈來愈微弱，最後，當想像被拋下，你就與真理面對面了。

所有基督徒和回教徒的靜心，基本上就是透過想像。首先你必須去想像某個東西，你不斷地想像著它，然後創造出一種氛圍環繞著你。試著做做看，你會看見透過想像有什麼是可能的，甚至連不可能的也變得可能。

假使你認為你是美麗的，想像著你是美麗的，一種特定的美會開始顯現在你的身體上。每當一個男人對一個女人說：「你是個美麗的女人。」這個女人馬上就改變了，或許在這個片刻之前她並不美，只不過像個鄰家女孩一樣普普通通，但現在這個男人已經把想像給了她。所以，每一個被愛的女人都會變得更漂亮，一個沒有被愛的人或許是漂亮的，可是卻變醜了，因為他或她不能夠去想像。倘若想像不在那裡，你就萎縮了。

愛彌兒．庫耶（Emile Coue；譯注：法國心理學家，提倡意識性自我暗示法）是西方最偉大的心理學家之一，光是透過想像，他就幫助了無數人治癒許許多多的疾病，他的處方非常簡單，他會說：「只要開始感覺你是沒問題的，不斷在頭腦裡重複著：我會愈來愈好，每一天我都變得更健康。晚上當你睡著

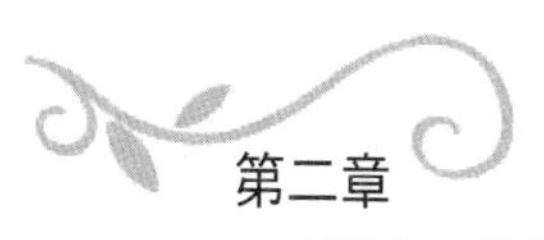

的時候，繼續想著你是健康的，每個片刻你都變得更健康。早晨來臨之前，你將會是世界上最健康的人……繼續想像著。」

他幫助了數不清的人，即便無法治療的疾病也被治癒，這看起來像是奇蹟，然而它不是，它只是個基本法則：你的頭腦聽從於想像。

心理學家說：假如你對小孩子說他們是遲緩的、愚笨的，他們就會變笨，你強迫他們變得駑鈍，你給了他們的想像力「他們是愚笨的」這個建議。

許多實驗被完成，當你對一個小孩子說：「你是遲鈍的，做不了任何事情，你不可能解開這個數學問題。」然後給他一個題目並要他做做看，他會沒辦法解出答案，你已經關閉了這扇門。告訴這個孩子：「你是聰明的，我從來沒有看過像你這樣聰明的孩子，在你這個年紀你是絕頂聰明的，你顯露了許多潛力，你能夠解決任何問題，現在試試看這個……」那麼他將會解開這個問題，因為你已經給了他想像。

這些都是科學的證明和發現，那就是：不管想像抓攝住的是什麼，它會變成一顆種子。整個世代都被改變了，只是因為想像，整個時代、整個世紀就被改變了。

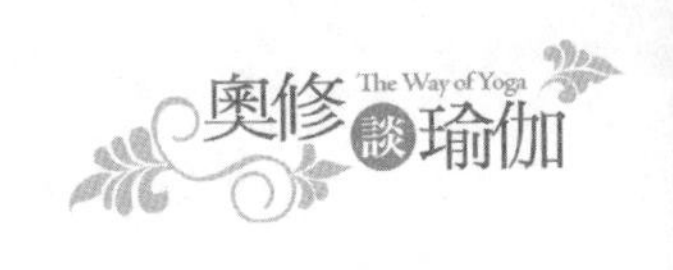

去旁遮普（Punjab）看一看……有一次我從德里旅行到馬納利，我的司機是個錫克教徒，一個沙達（sardar）。這條路蠻危險的，而車身卻很大，有好幾次這位司機都感到害怕，他說了很多次：「我不能再前進了，我們必須往回開。」我們嘗試用許多方法說服他，到了某個地點時，他變得非常害怕，因此就把車子停下來跑到外面，然後說：「不要了！現在我沒辦法從這裡開過去，太危險了！」他說：「這對你也許不危險，因為你可能已經準備好去死了，但是我還沒，我要回去了！」

很巧地，我的一個朋友也來到這條路上，他也是位沙達，而且是職位很高的警官，他正尾隨我去參加在馬納利舉行的靜心營。他的車子開到了旁邊，我對他說：「做點什麼吧！這個人已經跑到車子外面了。」

這位警官走到司機旁邊對他說：「你是個沙達、一個錫克教徒……並且是個懦夫？進到車子裡吧！」這個男人馬上坐進車裡開始上路。

我問他：「怎麼一回事？」

他說：「現在他被我的自我觸碰到了，我說你是個沙達——沙達表示是人類的領導者——錫克教徒和懦夫？於是他接觸到我的想像，碰觸到我的驕傲，現在我們可以繼續走了，不管生或死，總之我們會抵達馬納利。」

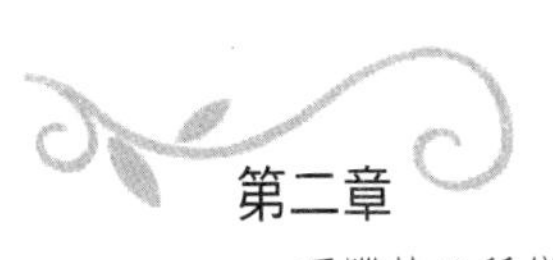

這不只是發生在一個人身上，假如你去旁遮普，你將會看到這發生在無數人的身上，注意看居住於旁遮普的印度教徒和錫克教徒，他們身上流著相同的血，他們屬於同一族，五百年前全都是印度教徒，然後不同的支別——軍隊的一支產生了。只是因為長出鬍鬚、只是改變你的臉孔，你是不可能變勇敢的；但是透過想像……你可以！

錫克教創始者那納克（Nanak）把想像給了錫克教徒，他說：「你是不同的一族，你是無法被征服的。」一旦他們相信，一旦想像開始運作，在五百年內，完全不同於旁遮普印度教徒新的一派形成。在實相中沒有人是不同的，然而在印度，沒有人比他們更勇敢，第二次世界大戰已經證實，在整個地球上錫克教徒是沒得比較的，他們可以無懼地作戰。

究竟發生什麼事？他們的想像在四周創造出一種情境，讓他們覺得只是成為錫克教徒，他們就不同了。想像一旦運作，就能使你成為一個勇敢的人或是懦夫。

我曾經聽說過：

穆拉·那斯魯丁坐在一間酒吧喝酒，他不勇敢，事實上他是最懦弱的人之一，可是酒精給了他勇氣。後來有一個高壯的人進入這間酒吧，他的外表凶猛、危險，看起來像個殺人犯，在其他任何時間裡，假使那斯魯丁有理智的話，他一定會害怕，但是現在他喝醉了，因此他一點兒也不怕。

那個外表凶猛的男人來到那斯魯丁附近，看到他一點兒都不怕他，就重重地踩了他一腳，那斯魯丁生氣、暴怒地說：「你在做什麼！你是故意的還是在開玩笑?!」

然而就在感覺到腳痛的同時，那斯魯丁從酒精帶來的勇氣中清醒過來，他的理智回來了，可是他已經說出：「你在做什麼！你是故意的或是開玩笑?!」

這個人說：「故意的！」

穆拉．那斯魯丁說：「那麼謝謝你，因為我不喜歡這種玩笑，故意的就沒關係。」

派坦加利說想像是頭腦的第三種能力。你繼續想像著，倘若你以錯誤的方式想像，就會在周遭創造出錯覺，而迷失在夢和幻想裡。迷幻藥和其他藥物就是作用在這個中心，不管你內在擁有什麼潛力，迷幻藥的迷幻經驗都會幫助你把它開發出來。沒有什麼是確定的，如果你有快樂的想像，那麼藥物所產生的幻覺會是

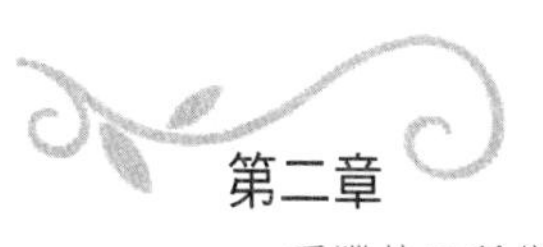

一個快樂、高昂、陶醉的迷幻之旅；假如你的想像是悲慘的、惡夢似的，這個幻覺就會是糟糕的。

這就是為什麼人們的描述是矛盾的，赫胥黎（Huxley）說迷幻藥能夠成為天堂之門的鑰匙，而雷納（Rheiner）後它是終極地獄，這些都依你而定；迷幻藥無法做什麼，它只是跳進你的想像中心，在那裡起化學作用。假如你的想像是惡夢型的，你就會開發它並且經歷地獄；倘若你是沉醉於美夢的，你就會抵達天堂。由想像所運作出來的，可以是地獄也可以是天堂。你可能透過想像的運作，而變得完全精神錯亂。

精神病院的瘋子是怎麼了？他們發揮了他們的想像，以一種連他們自己都會被吞沒的方式運用它。瘋子有可能單獨坐著，卻大聲地對著某個人說話，他不只說而已，還回話，他提出問題然後自己回答，他同時替那個缺席的人講話。你或許覺得他瘋了，可是他是在對真實的人說話，在他的想像中，這個人是真實的，他無法判斷出想像和真實的差別。

小孩子也無法判斷，所以有好幾次他們在夢裡丟了玩具，早上醒來後會哭泣：「我的玩具在哪裡？」他們無法判定夢就是夢，而事實就是事實。他們沒有遺失任何東西，他們只是在做夢，但界限是模糊的，他們不知道夢在哪裡結束，

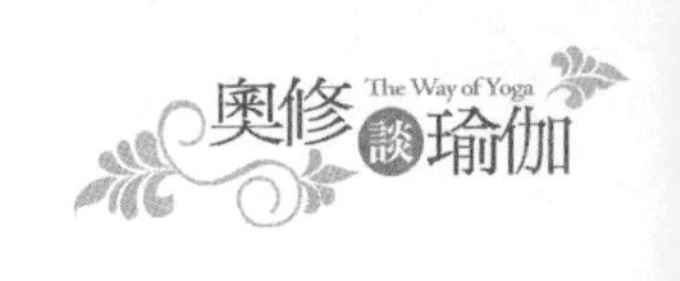

真實從哪裡開始。瘋子也是模糊不清的，他不知道什麼是真的、什麼是假的。

假如想像被正確地使用，你就會知道「這是想像」，你會保持警覺，不但能夠享受它，也知道它不是真實的。

當人們靜心，許多事情就透過他們的想像產生，他們開始看見光、顏色、美景、與神交談、跟耶穌同行或是和克里希那一起跳舞，這些都是想像。靜心者必須記住，這是想像力的運作，你可以享受，這沒有什麼不對，它們是有趣的，不過不要認為它們是真實的。

記住，唯有觀照的意識才是真實的，其他的都不是。所有發生的事有可能是美麗的、值得享受的——那就享受它！跟克里希那一起跳舞很美，這沒什麼錯，跳吧！享受吧！但要記住：這是想像，是一個美麗的夢，不要迷失在其中。假如你迷失了，想像就會變得危險，許多宗教人士只活在想像裡，他們在想像中行動，因而浪費了生命。

頭腦的第四種變異是熟睡，熟睡是指相對於你外在活動的意識而言的無意識。這個意識已經深入自身，行動停止了，有意識的行動停止了，頭腦沒有在運作，深睡就是頭腦的不運作。如果你在做夢，那就不是熟睡，你只是處在中

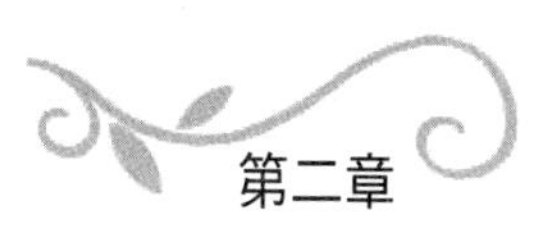

間，在睡與醒之間你已經離開了清醒，還未進入睡眠，你是在中間。

熟睡意謂著一個完全沒有內含物的狀態，頭腦裡面沒有活動，頭腦已經完全被吸收、是放鬆的。這種睡眠是美麗的，能夠給與生氣、活力，你可以使用它。假如你知道如何使用深睡狀態，它可以變成三摩地，因為三摩地和熟睡並沒有多少差別，唯一的不同是在三摩地狀態裡你是覺知的，而其他事情將會一樣；在熟睡中，除了你是不覺知的之外，所有事情都一樣。

你處於佛陀所進入的、拉瑪克里希那所活著的、耶穌所創造出的家的同樣喜樂狀態，在深睡中，你是在同樣的喜樂狀態裡，只不過你沒有覺知到。因此，早晨時你覺得昨晚是美好的，你感到清新、生氣蓬勃、有精神，你覺得昨晚非常美——但這只是快樂的餘韻，你不知道怎麼回事，究竟發生了什麼事，你並沒有覺知。

有兩種方式可以運用熟睡，一是正常地休息，然而即使是這個你也已經失去了。人們並不是真的進入睡眠，他們不斷地做夢，只有偶爾幾秒鐘的時間碰觸到睡眠，他們觸及它，然後又開始做夢，睡覺的寧靜、睡覺的喜樂樂章成了未知，你已經摧毀它，即使正常的睡眠也被毀了，你是如此激動、興奮，以致於頭腦無法完全地掉入無知覺中。

派坦加利說正常的睡眠有助於身體健康，可是如果在睡覺中你可以變得警覺，它就能夠變成三摩地，變成一種心靈的現象。有一些技巧是關於睡覺如何變成一個覺醒。《薄伽梵歌》說瑜伽行者即使是睡覺時也不是睡著的，他保持警覺，某種裡面的東西繼續覺知著，整個身體掉入了睡眠中，頭腦也進入睡眠裡，但是觀照持續著，某個人正在觀看著——塔上的觀照者繼續觀看著，然後睡覺就成了三摩地，變成了最終的狂喜。

記憶是頭腦第五種也是最後一種變異，它也可以被運用或被誤用。記憶若被誤用，就會創造出困惑。事實上，你可能記得某件事，可是你無法確定事情是否真是那樣發生，你的記憶不可靠，你也許會添加許多東西進去，想像也可能進入；也有可能你從中刪掉許多東西，對記憶做了許多事，當你說：「這是我的記憶。」它已經被精煉、改變過了，並非事實。

每個人都說：「我的童年就像天堂。」你看看小孩子，這些孩子不久後也會說他們的童年是天堂，然而現在他們正在受苦，每個孩子都渴望快一點長大成人，所有孩子都認為成年人正在享受那些值得享受的，他們擁有權力，可以做所有的事，而孩子是無助的。小孩子認為自己正在受苦，他們也會像你一樣長

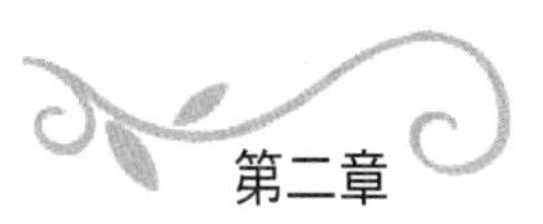

大，不久後也會說：我的童年美麗的就像天堂一樣。

你的記憶並不可靠，你在想像，你只不過是在創造自己的過去，而沒有真實地對待它。你從中去掉許多東西——所有醜陋的、傷心的、痛苦的，你都將它們丟掉；而一切美麗的，你就予以保留。所有支持你自我的，你都記得；而不支持的你就丟棄，忘得一乾二淨。每個人都有一個很大的儲藏室，放置遺棄的記憶，不管你說的是什麼都不真實，你無法真實地去記憶，你所有的中心都被困惑了，它們進入彼此之間並且擾亂一切。

正確地記憶，佛陀曾經針對靜心使用這個字眼：正確記憶。派坦加利說如果記憶是正確的，那表示人必須對自己完全誠實，只有那個時候記憶才可能正確。不管曾經發生過什麼事情，無論好或壞都不要改變它，以它本然的樣子去知道它。

這非常的困難、非常艱巨！你會加以選擇並且改變記憶，然而就其本然的樣子去知道過去，將會改變你整個生命。如果你正確地知道過去的本來樣貌，未來你就不會想要再次重複。現在，每個人都在想著如何以修改過的樣貌再次去經歷過往，可是假使你知道過去的確實原貌，你將不會想要重複，正確地記憶會給與你動力，從累世的生命中解脫．記憶若是對的，你甚至可以進入前世，假如你是誠實的，你就可以進入前世，然後你就會只有一個欲望：如何超越所有亂七八糟的東西。

你認為過去是美麗的，認為未來也將會是美麗的，唯有現在是個錯誤。但是幾天前，這個過去也是現在；而在幾天後，這個未來也將會是現在。每個現在都是錯誤的，而所有的過去和未來都是美麗的?!這就是錯誤地記憶，直接看，不要改變任何東西，看著過去本然的樣貌。

但是我們不誠實。

每個男人都恨他的父親，然而如果你問任何一個人，他會說：「我愛我父親，我尊敬他勝過一切。」每個女人都恨她的母親，但是你問問看，所有女人都會說：「我的母親實在蠻好的。」這就是錯誤地記憶。

紀伯倫（Khalil Gibran）曾經說過一個故事：有一天晚上，有位母親和她的女兒因為噪音而突然驚醒，她們都是夢遊者，當鄰居突然發出聲響的時候，她們正在花園裡夢遊著，她們都是夢遊症患者。

這個母親在睡夢中對女兒說：「就是因為你，你這個騷婆娘，因為你，我的青春失去了，你毀了我，現在每一個來到這個房子的人看的都是你，沒有人會看我了。」在女兒年輕漂亮的時候，這份深沉的妒忌會來到每個母親身上。所有母親身上都會發生這件事，只不過都被隱藏在裡面。

而這個女兒說：「你這個老巫婆……就是因為你，我才無法享受生命，你是阻礙，不管在哪裡你都是阻礙，你這個障礙物。我不能去愛，我不能去享受……」

突然間，因為這個聲響她們都清醒了。

這個老婦人說：「我的孩子啊！你在這裡做什麼呢？你會感冒的，進來裡面吧。」

這個女兒說：「那你在這裡做什麼呢？你已經覺得不舒服了，況且這又是個很冷的夜晚。來吧，媽媽，躺到床上去吧！」

第一段對話來自無意識，後來她們醒了，所以又開始佯裝，這時無意識已經縮進去，意識已經進入，現在她們是偽君子。

你的意識是虛偽的；要對自己的記憶真正的誠實，需要一番艱巨的努力。你必須真實，不管要付出任何代價；必須赤裸裸的真實——必須知道你對父親、對母親、對兄弟姊妹的真正想法，真正的！不管你的過去有什麼，都不要混淆它，不要加以改變、不要修飾，讓它以原來的面目存在。倘若這發生了，派坦加利說這將會是自由，你將會把它丟掉，因為這整個事情毫無價值可言，你不會想要再次將它投射到未來。

然後你就不會是一個偽善者，你會是真實、真誠、誠懇的，你將會成為真真實實的人，彷彿岩石一般，沒有什麼能夠改變你，沒有什麼能夠創造出困惑；你變得像一把劍，總是能將錯誤斬開，能夠分辨對錯，於是清澈的頭腦就實現了。這份清晰將帶你朝向靜心，成為成長到彼岸的基土。

第三章 有意識的努力

你練習了愈多的意識，
就會變得更加具有意識，
然後有一個片刻會到來，
屆時你會變成純粹的意識。

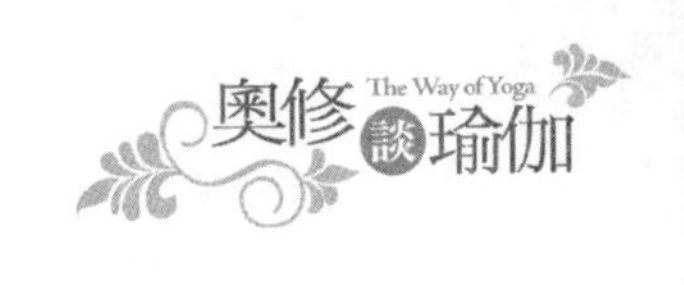

惟若基亞——無欲的第一個狀態：就是有意識的努力，不再陷溺在感官享樂的渴望裡。

惟若基亞——無欲的最後一個狀態是：藉由知道真我最內在核心的天性，亦即最高的本我，來終止所有欲望。

阿巴亞沙（abhyasa）——持續不斷地內在練習，和惟若基亞（vairagya）——無欲，是派坦加利瑜伽的兩個基石。

持續不斷地內在努力之所以需要，不是因為有什麼必須達到，而是因為錯誤的習慣；這個抗戰並非反對天性，而是針對錯誤的習慣。天性就在那裡，每一個片刻都準備好在你裡面流動，要變成「一」，但由於你有錯誤的習慣模式，因而形成阻礙；這個戰鬥就是要對抗這些錯誤的習慣，除非它們被摧毀了，否則你與生俱來的天性將無法流動，無法到達它天命所在。

記住第一件事：這不是對抗你的天性，而是對抗錯誤地養成、錯誤的習慣。你並非要與自己抗爭，而是要對抗其他早已貼附在你身上的東西。假如沒有正確地了解，你的整個努力可能會走錯方向，你會開始與自己抗爭；一旦你開始對抗自己，你打的就是一場穩輸的仗。你是不可能戰勝的，誰將戰勝、誰

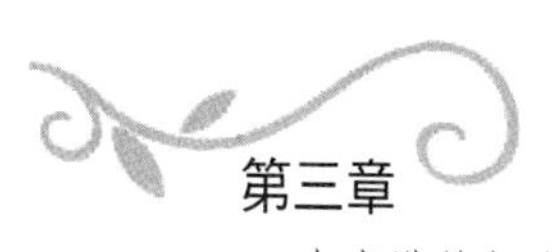

又將戰敗呢？你是這兩者，正在抗爭的和正在反抗的是同一個。

假如我的兩隻手開始打架，哪一隻手會贏？一旦你開始與自己抗爭，你就輸了。許多人在努力尋找心靈真相的過程中，掉入自我抗爭的泥淖裡，成為這個錯誤的犧牲者，開始自我鬥爭。倘若你與自己抗爭，你就會愈來愈錯亂，愈來愈分裂，你將變成精神分裂。

這就是現在西方所發生的事，基督教叫你——不是基督而是基督教——跟自己抗爭、譴責自己、否定自己，基督教已經在低的和高的之間創造出很大的分別。然而在你裡面，沒有什麼是高的，也沒有什麼是低的。可是基督教談論高的本我和低的本我，或是身體和靈魂，基督教以某種方式將你劃分並且製造抗爭。這個抗爭將會永無止境，它無法帶領你到任何地方，最終結果可能是自我毀滅，一個精神分裂的混亂狀態。這就是目前西方所發生的事。

瑜伽絕不會去劃分你，不過仍然會有爭鬥存在，這個爭戰不是去對抗你的天性，相反的，是為了你的天性。你已經積聚了許多習慣，那是累世的錯誤模式所帶來的，就是因為這些錯誤模式，你的天性無法自發性的行動、無法自發地流動，也無法抵達天命所應在之處。這些習慣必須被摧毀，它們只是習慣罷了！它們或許看起來像是你的天性，那是因為你非常沉溺於其中，甚至你開始與之認同，然而它們不是你。

這個差別必須清楚地記在頭腦裡，否則你可能誤解派坦加利，任何從外面給你的、任何錯誤的都必須被摧毀，如此那個在你裡面的才能夠流動、開花。阿巴亞沙——持續不斷地內在練習，是用來對抗習慣。

第二件事，也是第二個基石是惟若基亞——無欲，它也可能將你帶往錯誤的方向。記住，這些並非規則，而只是方向指示。當我說這些不是規則，意思並不是要你們像著了魔一樣的遵循，你必須了解規則的意義，然後融入你的生活中。它對於每個人而言都是不同的，因此它並非固定的規則，你不要像教條般地遵循它，而是要了解其意義，然後允許它在你裡面成長。每一個個體的開花都將會不同，所以這些並不是死的、教條般的規則，而只是指引方向，它們指出方向，而不給你細節。

穆拉．那斯魯丁曾經在一間美術館當門房，在被委任的那天他問道：「有什麼要遵守的規則？」然後他拿到一本門房規則須知，他將它們背起來，小心翼翼地不忘記任何一條細則。

在他當差的第一天，第一位參觀者來了，那斯魯丁告訴這位觀眾要把雨傘放在門外，這個人感到錯愕，他說：「但我沒帶雨傘啊！」

那斯魯丁說：「在這種情況下，你必須回去拿把傘來，這是規定，除非觀眾把傘留在我這裡，否則他不能進去。」

有許多執著於規則、盲目地遵從，派坦加利沒興趣給你規則，一切他所說的都只是指示，那不是要被遵循而是要被了解的。遵從是來自了解，相反的情形不可能發生。假如你遵循規則，了解並不會來到；假如你了解規則，遵循就會像影子一樣自動出現。

無欲是一個方向指示，倘若你把它當作規則來遵循，你就會開始消除你的欲望，無以計數的人已經在這樣做，他們開始消滅欲望。當然這是數學的、邏輯的，如果要達到無欲，這是最好的方法：去消滅欲望，然後你就不再擁有它們。然而，你精確地遵從規則的結果是，你將會枯死。假如殺光了所有欲望，你也會殺死你自己，你是在自殺，因為欲望不只是欲望，它們是生命能量的流動。

無欲要以不消滅任何東西的方式來達成，要以更多活力、更多能量的方式來達成，而不是更少。例如：若你讓身體挨餓，就可以很輕易地消除性慾，因為性和食物深深地連結在一起。人會需要食物是為了生存，為了個體的生存；人需要性是為了種族、為了人類的存亡。在某方面來說它們都是食物：沒有食物，個體不可能存活，沒有性，種族不可能倖存。不過個體是首要的，倘若個體無法倖存，就沒有種族存亡的問題。

假使你讓身體挨餓，只給身體一點點食物，那麼在日常行走坐臥中能量就會耗盡，沒有額外的能量聚集，性自然會消失。唯有在個體累積了額外的能量，聚集了超過他賴以生存所需的能量之後，身體才可能想到種族存亡的問題——性。假如你處於危險中，身體就會完全忘記性，因此斷食才會有這麼大的吸引力，因為如果你斷食，性就會消失。不過這不是無欲，你只會變得愈來愈乾枯、愈來愈沒有生命力。

印度和尚持續不斷地斷食就是為了這個目的，因為倘若你一再地斷食，不斷處於挨餓的節食狀態，性會消失。沒有其他任何東西被需要了——沒有頭腦的轉化、沒有內在能量的轉化！若只要這樣，那飢餓就能有所幫助，然後你會對挨餓上癮。假如你這樣做上幾年，你會完全忘了性的存在，沒有能量被創造出來，沒有能量移動到性中心，根本沒有能量可以去到那裡！這個人活得就像個死人，對，是沒有性！

派坦加利不是這個意思，這並非無欲的狀態，只不過是虛弱、沒有能量罷了。即使你已經讓身體處於飢餓狀態達三十年或四十年了，然而只要給身體適當的食物，性慾馬上重現。你並沒有改變，性只是隱藏在背後，等待能量使其流動，無論何時，只要能量流動，性就會再次活躍起來。

究竟評斷的準則何在？這個準則必須記住：成為更活生生的、更充滿能量、生氣勃勃並且是無欲的。如果無欲使你更具活力，唯有那個時候，你才是走在正確的方向上；假如無欲只是讓你變得像個死人，你只不過是在依循規則而已。遵循規則是容易的，那不需要任何聰明才智；遵循規則是容易的，只要簡單的花招就可達成。斷食就是一個簡單的把戲，沒有了不起的東西在其中，沒有智慧會因而產生。

牛津大學做了一項實驗，找來二十名年輕、健康的男學生節食長達三十天。節食七、八天之後，他們開始失去對女孩子的興趣，連看裸照也不感興趣，不只他們身體的反應冷淡，就連頭腦也沒興趣。

現在有判斷頭腦的方法了，每當年輕、健康的男孩子注視女孩子的裸照，他們的瞳孔會變大，會張得更開去接收裸照；而你無法控制瞳孔的，瞳孔並非隨意肌。你或許會說你對性沒有興趣，可是一張裸照就能揭露出究竟，你是不可能隨意控制的。你不可能控制瞳孔，它們會因為某個很有趣的東西來到面前而擴張，這個人體攝影機的快門會張得更開以收進更多。

他們做了許多努力，去測定這些牛津的學生是否對裸照有興趣，結果他們是不感興趣的。性致漸漸地下降了，即使在夢中，他們也停止看女孩子，不再有春夢。到了第二週，在第十四天或十五天的時候，他們就像一具死屍，即使美女靠近也不會去看，假使某人說了黃色笑話，他們也不會笑。他們節食了三十天，在第三十天之前，所有人都缺乏性慾，在他們的頭腦中、身體裡都沒有性慾存在。

然後食物再次提供給他們，第一天他們還是一樣性致缺缺，第二天他們就有興趣了，到了第三天，那三十天所受的飢餓已然消失，現在他們不只有興趣，還滿腦子都是這些東西，就好像這段期間助長了它似的。有幾個禮拜，他們滿腦子都是性，只想得到女孩子，其他什麼都不想，食物已經在身體裡面，因此女孩再度變得重要。全世界的許多國家都曾這麼做過，許多宗教都依循著斷食，然後人們就開始認為自己已經超越性。

你可以超越性，不過不是透過斷食，它只是一個把戲，而把戲的花樣百出。如果你在斷食，那你的怒氣就會比較少，假如你習慣斷食，那就會有許多

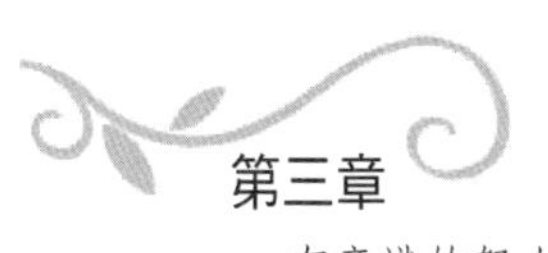

東西從你的生命中流逝，因為基本的已經被拋棄了——食物。當你擁有更多的能量，你就會往更多的面向移動，當你充滿著洋溢的能量，你滿溢的能量會引導你到許許多多的欲望上，欲望只不過是能量的出口罷了。

所以有兩個方法是可能的，一個是你的欲望不見，能量留下來；另一個是能量被移去，欲望留下來。

能量可以很輕易地去除。你可以開刀切除睪丸，然後性就會不見，因為某些賀爾蒙從你的身體裡移除了；那就是斷食所做的，某些賀爾蒙消失，然後你就變得沒有性慾。這並不是派坦加利的目的，派坦加利說能量應該留著而欲望消失，只有當欲望消失而你是充滿能量的時候，你才能夠到達瑜伽致力達成的極樂境界。枯死之人不能到達彼岸，彼岸只能夠藉由滿溢的能量、豐沛的能量、海洋般的能量達到。

無欲的境界

要一直記住的第二件事是：不要摧毀能量，而是摧毀欲望。這是困難的，是費力、艱巨的，因為那需要你本性的全然轉化。派坦加利的用意就在於此，所以他把無欲分為兩個步驟。

我們將進入這段經文。

無欲的第一個狀態：有意識的努力，不再陷溺在感官享樂的渴望裡。

許多牽涉其中的必須被了解。首先是沉溺於感官的享樂……為什麼你會想要感官的享受？為什麼頭腦不斷地想要放縱？為什麼你一次又一次地沉溺於同樣的模式？

對派坦加利以及那些已經知道的人來說，原因在於你的內在並不是喜樂的，因此會有尋歡作樂的渴望。尋樂導向的頭腦意謂著，在你的裡面，你是不快樂的，那就是為什麼你繼續在其他地方尋求快樂。

一個不快樂的人必定會走進欲望，欲望是不快樂的頭腦尋求快樂的方法；當然，這個頭腦是不可能在任何地方找到快樂的，最多會找到幾個瞥見，但那些只是看起來像是歡樂。歡樂意謂著瞥見快樂，而謬誤的推論在於，尋樂導向的頭腦認為，瞥見和歡樂是從他處而來，然而它們一直都是來自內在。

讓我們試著了解，你和一個人在談戀愛，你走入性，性給了你歡樂的一瞥，它讓你瞥見快樂。有一個片刻你感到完全放鬆，所有的愁雲慘霧消失，一

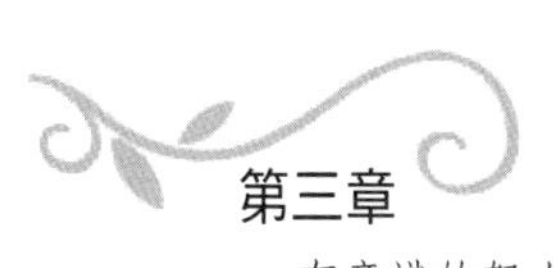

切的精神苦惱不再；有一個片刻，你處於此時此地，忘掉了所有一切；有那麼一個片刻，沒有過去也沒有未來。當過去和未來不見了，你處於當下這個片刻裡，因此能量從你內在湧出，在這個片刻你內在本我流動著，而你瞥見了快樂。

你認為這個瞥見是來自伴侶，從這個男人或女人而來，不是！它是來自於你！另一個人只是幫助你融入現在，從過去和未來中掉出來，另一個人僅僅是幫助你來到當下這個片刻。

如果你可以不經由性就來到當下，漸漸地，性就會變得沒有用處，它將會消失。到時候性就不是欲望，假如你要進入它，你會將它視為樂趣而不是欲望，你不會對它執著，因為你並不倚賴它。

找一天早晨，在太陽還未升起時坐在樹下，因為太陽升起會讓你的身體受到打擾，而內在要保持祥和會是困難的，那就是為什麼東方一直都是在太陽升起前靜心，他們稱它做「梵天摩呵」（brahmamuhurt）——神聖的時刻。他們是對的，因為隨著太陽的升起，能量會上升，並且開始以你早已創造出的舊有模式流動。

當太陽還未在地平面升起時，一切都是寧靜的，自然界在沉睡中，樹在睡覺，鳥兒在睡覺，整個世界都在睡覺，你的身體內部也在睡覺，可是你已經起來

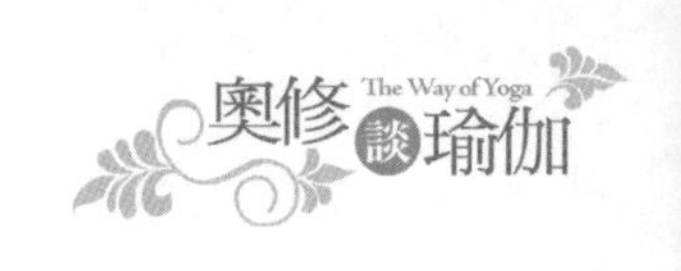

坐在樹下，萬物都在寧靜中，只要試著存在於現在這個片刻，不要做任何事，甚至連靜心都不要做，不要有任何努力，只要閉上眼睛，在大自然的寂靜中保持寧靜……突然間，你會有所瞥見，那與透過性而來到你身上的一樣，甚至更深、更棒。驟然間，你會感到激增的能量從內在湧現，而現在你不會被矇騙了，因為沒有其他人在那裡，它無疑是來自於你，它確實是從你內在流溢出來的，沒有其他人將它給你，是你在給與你自己。

寧靜、具有能量、不興奮是需要的。你不做任何事，只是存在於樹下，就會有所瞥見，這不是一般的歡樂，而是快樂，因為你正凝視著正確的源頭、正確的方向。一旦你知道它，那麼透過性你將馬上認出，另一個人只是一面鏡子，你映射在他或她裡面，而你也是對方的鏡子，你們正在幫助彼此掉進現在這個片刻，從思考的頭腦走出，然後進入到本性的不思考狀態。

頭腦愈是吱吱喳喳個不停，性就愈有吸引力。在東方，性從來都不像它在西方一樣的盤據整個頭腦，影片、故事、小說、詩和雜誌，每一樣東西都變得跟性有關，除非你可以創造出性吸引力，否則你不可能賣出任何東西。假如你要賣一台車子，唯有當它變成性的目標，你才可能賣掉它；若要賣牙膏，也只有透過某些性吸引力才可能賣掉它。沒有性，什麼也賣不出去，看來似乎只有性才有市場，沒有其他東西有任何意義，所有的意義都來自性，整個頭腦都充滿了性。

為什麼？為什麼這樣的事情以前從來沒有發生過？這在人類歷史上是某種新的東西，原因是：目前在西方，人們已經完全被思想吞併了，除了透過性之外，已經沒有存在於此時此地的可能性。性已經變成唯一的可能性，然而這也正在消失中。

對現代人來說這是可能的，那就是在做愛時可以去想其他事。一旦做愛時你能繼續想著別的事情，想著你的銀行存款，或是繼續跟朋友說話，或者思緒飄到其他地方；一旦這種情形發生，性所帶來的可能性也將消逝，那時它只會是無聊、挫敗的，因為性已經不再具有可能性了。這個需要是因為，當性能量非常快速地移動，你的頭腦就會停止而由性接管，能量流動得如此快速、如此充滿活力，以致於你平常的思考模式停止了。

曾經發生過這樣的事，穆拉·那斯魯丁在穿越一座森林時，突然看到一個頭骨，就像往常一樣，出於好奇的他問這個骷髏頭：「先生，是什麼原因讓你在這裡呢？」

他很驚訝，因為骷髏頭說：「講話把我帶到這裡的，先生。」那斯魯丁簡直無法相信，不過他確實聽到了回答，所以他跑到國王的宮廷，告訴國王：「我看到一件出人意料的事！一個骷髏頭！會講話的骷髏頭！躺在靠近我們村子的森林裡！」

國王同樣無法置信，但是基於好奇，整個王宮的人跟隨著他進入這座森林，那斯魯丁走近骷髏頭再次問它同樣的問題：「先生，是什麼原因讓你在這裡呢？」這個骷髏頭保持沉默，他問了一遍又一遍，骷髏頭還是一片死寂。

國王說：「我早就知道了，那斯魯丁，你是個騙子，不過這太過分了，你開了這樣一個玩笑，你必須接受處罰。」他命令衛兵砍下那斯魯丁的頭，並丟到那個頭骨旁邊讓螞蟻啃食。

當國王、整個宮廷的人都離開之後，骷髏頭又開始說話了：「是什麼原因讓你在這裡呢？先生。」

那斯魯丁回答：「講話把我帶到這裡的，先生。」

講話已經將人帶到了這裡——這就是現今的狀態。一個持續喋喋不休的頭腦，不見容任何快樂或任何快樂的可能性。唯有寧靜的頭腦能夠往內看，唯有寧靜的頭腦能夠聽見寂靜，以及不斷汩汩流出的快樂，那是如此的隱約，以致於帶著吵雜頭腦的你聽不見。

只有在性裡面，這個噪音偶爾會停止。我是說「偶爾」，假使你已經變得習慣於性，就像丈夫和妻子的情形一樣，那麼噪音就不可能停止，這整個性行為變成自動化的，而頭腦繼續活動著，那麼性就成了一件無聊的事。

任何可以為你帶來瞥見的事情都具有吸引力，這個瞥見也許看起來像是來自外在，但是它永遠都是來自內在，在外面的只是一面鏡子，當源自內在的快樂從外面反映出來時，就是歡樂。這是派坦加利對歡樂的定義：從內在湧現的快樂，反映在外面的某處，外面的作用就像一面鏡子。

如果你認為快樂是來自外面，那就叫做歡樂，但我們是在尋找快樂，不是在尋找歡樂，所以除非你能瞥見快樂，否則就不可能停止尋求歡樂的努力，沉溺意謂著對尋覓歡樂的執著。

有兩件事需要你有意識的努力，一是：每當你覺得歡樂在的時候，將它轉化為靜心的情境；每當你覺得你正在經驗歡樂、快樂、愉悅時，閉上眼睛往內看，看看它是來自哪裡，不要錯失這個片刻，它是珍貴的，如果不具意識，你會繼續認為快樂是來自外面，那是這個世界的謬論。

倘若你是有意識的、靜心的，倘若你在找尋真實的源頭，那麼遲早，你會知道它是自內在湧現；一旦你知道它永遠是來自內在，是某種你早就擁有的東西，沉溺就被丟下了。這將是無欲的第一步，之後你就不再尋覓、不再渴望，你不扼殺欲望，不對抗欲望，你只是找到某種更棒的東西，因此欲望看起來已不再那麼重要，它們會逐漸枯萎。

記住：欲望不是要被扼殺或摧毀的，你只需要忽略它，它就會漸漸衰弱、消失。因為你有一個更棒的源頭，你正被它強烈吸引著，現在你的整個能量往內走，欲望純粹只是被忽略了，你不與之抗爭。與欲望抗爭，你永遠都不可能贏。

那就好像你的手中原本有一些石頭，一些彩色石頭，而現在你突然間知道了鑽石，它們到處都是，所以你扔掉彩色石頭，為鑽石騰出空間。你並非在跟石頭對抗，當鑽石在那裡時，你就只是丟掉石頭，因為它們已經失去了意義。

欲望必須失去其意義，但如果你抗爭，這個意義不會失去；相反的，抗爭可能會帶來更多含義，然後欲望就變得更為重要了，這種情形正在發生著。那些與任何欲望對抗的人，那個欲望就成了他們頭腦的核心。假如你與性對抗，性就變成核心，你持續地致力其中，被它所占據。於是，性變成一個傷口，不管

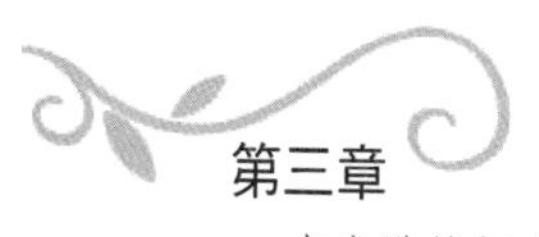

你看往何處，這個傷口馬上投射它自己，因此不管你看的是什麼，都會變得跟性有關。

頭腦有個機械裝置，一個抗爭或逃跑的固有倖存裝置，兩者都是頭腦的習慣做法：你若不是與某件事對抗就是逃離它。假如你夠強壯，你會抗爭；如果你是軟弱的，就會奔逃而去，你將只是逃離而已。不管是哪一個做法，那個對象都是重要的，對象就是中心。你可以抗爭或者逃離這個世界，逃離這個進駐著欲望的世界，你可以去到喜馬拉雅山，不過那也是抗爭的一種，是一種軟弱的抗爭。

有一回，穆拉·那斯魯丁去一個村落買東西，他把驢子留在街上，走進一家店去買些東西，當他走出來的時候，看到了令他暴怒的事情，他的驢子整匹被塗成亮紅色，因此他氣急敗壞地咆哮：「是誰做的？我要殺了他！」

一個小男孩站在那裡，他說：「做這件事的男人剛剛走進這間酒吧。」

那斯魯丁衝進了酒吧，氣憤、狂暴地說：「是誰？哪個該死的混蛋把顏料塗到我的驢子身上的？」

一個非常高大、非常強壯的男人站起來說：「是我做的，怎樣？」

那斯魯丁說：「謝謝你，先生！你做了一件很棒的事，我只是要來告訴你，

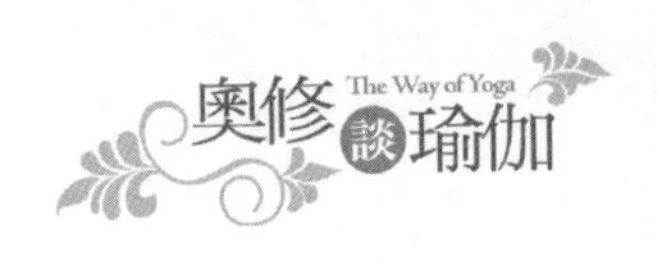

表層的油漆已經乾了。」

假如你是強壯的，你會準備好抗爭；假如你是軟弱的，你就會準備好逃跑。在這兩種情況下，你都沒有變得更強壯，他者變成了你頭腦的中心。抗爭或跑開是頭腦的兩個態度，但是兩者都是錯的，因為透過這兩者，頭腦都被強化了。

派坦加利說有第三種可能性：不要抗爭也不逃離，只要警覺，只要有意識，不管情形如何，只要成為觀照者。有意識的努力是指：首先去尋找內在快樂的泉源；然後觀照舊有的習慣模式。不是與之抗爭，而是去觀照。

無欲的第一個狀態：有意識的努力，不再陷溺在感官享樂的渴望裡。

「有意識的努力」是關鍵，意識是需要的，努力也是需要的，重點是這個努力要帶著意識，因為也有無意識的努力。你可能以某種方式被訓練，然後你能夠拋下特定的欲望，但你卻不知道自己已經丟掉它們了。例如：如果你誕生在素食家庭，你就會吃素，葷食根本是不可能的。但你並不是有意識地拋下它，你是這樣被帶大的，因此無意識間就這樣捨棄了。這件事不會帶給你任何完整感，它將不會給你精神力量，除非你帶著意識去做一件事，否則那不是真正的獲得。

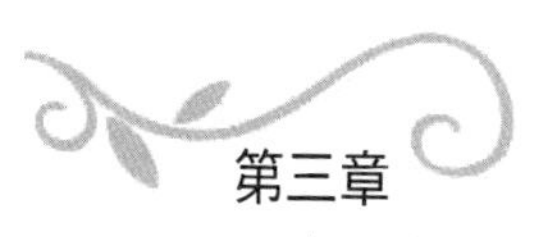

社會都試圖對孩子們做這件事，以上述的方式將他們帶大，讓特定的錯誤事物不會進入他們的生活，然而透過這個方式你也沒有得到什麼，因為真正要去獲得的是意識。而意識可以藉由努力得到：假如你沒有透過自身的努力就被制約在某件事上，那麼這件事一點兒都稱不上是你獲得的。

印度有許多素食者——耆那教徒、婆羅門教徒，許多人都是素食者，不過他們什麼也沒有贏得，假如只是藉由誕生在這樣的家庭，你就成了素食者，一點意義都沒有，這並非有意識的努力，關於這件事你什麼也沒做，倘若你誕生在葷食家庭，你照樣會吃葷。除非是有意識的努力，否則結晶化不可能發生；你必須親自做一些事，當你做了某件事後，你就會獲得些什麼。

不具意識，就沒有什麼可以被獲得，記住這一點。這是基本原則之一：不透過意識，就沒有什麼可以被獲得！你或許成了完美的聖人，但是若非透過意識而成為聖人，它就毫無意義、沒有用處。你必須一吋一吋地奮鬥，因為在奮鬥中需要更多的意識，你練習了愈多的意識，就會變得更加具有意識，然後有一個片刻會到來，屆時你會變成純粹的意識。

第一步是：有意識的努力，不再陷溺感官享樂的渴望裡。

有什麼是要做的？每當你處於任一種形態的歡樂中——性、食物、金錢、權力、任何帶給你歡樂的東西時，針對它做靜心，試著去找出這歡樂從何而來？你是根源或者源頭在他處？假如源頭在他處，就沒有任何蛻變的可能性，因為你將繼續倚賴這個源頭。

很幸運地，這個源頭並非在其他任何地方，而是在你裡面，只要你靜心，就會找到它。每個片刻它都在裡面敲著門：我在這裡！過去你不斷在外面創造出最適合的情境讓它發生，一旦你感覺到它每個片刻都在敲門，即使沒有那些情境，它也能夠發生。屆時你將不需要倚賴任何人、食物、性、權力或任何東西，對於你自己就已經足夠了，一旦這個感覺來到，這個充足的感覺來到，這個沉溺的頭腦、這個放縱的頭腦——就消失了。

但這不表示你就不會享受食物，你會更加享受它！只不過現在食物已經不是你快樂的來源，「你」才是源頭所在；你沒有倚賴食物，沒有上癮。這不表示你將不會享受性，你可以更享受它，但是現在它是有趣的、是遊戲般的，只是一項慶祝，你不會倚賴性，它不是快樂的泉源。

一旦兩個人、兩個愛人都能夠發現這點——另一個人不是他們歡樂的根源，他們就會停止彼此對抗，首次開始愛對方。

除此之外，你不可能愛一個你以任何方式倚賴著的人，你會恨他，因為他訴

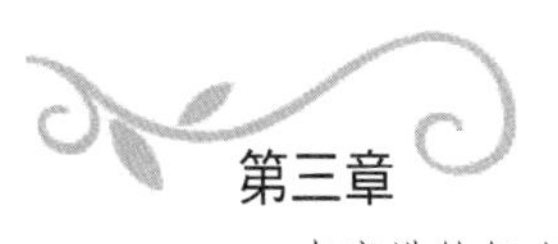

說著你的倚賴，沒有了他你就無法快樂，他擁有這把鑰匙。而一個掌有你快樂之鑰的人是你的獄卒，愛人們會抗爭，就是因為他們看到對方握著鑰匙：「他可以使我快樂或不快樂。」

一旦你知道你是自己快樂的根源，他人是他自己快樂的根源……你可以分享你的快樂，那是另一回事，但是你不會去倚賴；你們可以分享，可以一起慶祝，那是愛所代表的意思：一起慶祝、一起分享、不從對方得到快樂、不剝削對方。

剝削不可能是愛，你把對方當作工具在利用，不管被你當工具利用的是誰，都將會恨你。愛人們憎恨彼此，因為他們正在利用、剝削對方，而應該是最深的狂喜之愛，竟變成了最醜陋的地獄。

一旦你知道你是自己的快樂泉源，沒有任何人會是這個源頭，你可以自由地分享它，屆時，另一個人就不是你的敵人，甚至不是親密冤家，友誼首度升起。

你可以享受任何一件事，但是只有當你是自由的時候，你才能夠去享受，只有不倚賴的人能夠享受，一個瘋狂著魔於食物的人不可能享受，他可以填滿肚子，但是他不可能享受，他的進食是暴力的，這是一種謀殺，他正扼殺食物、摧毀食物。那些覺得自己的快樂建築在另一方身上的愛人們正在抗爭，正試圖支配另一人，其實他們是在扼殺對方、毀了對方。

當你知道源頭在你裡面時，你將更能享受一切，於是整個生命變成一場遊戲，一個片刻接著一個片刻，你的慶祝可以永無止盡、無所限制地持續下去。

這是第一步，要帶著努力；帶著意識和努力，你會到達無欲，派坦加利說這是第一步，因為即使是努力、即使是有意識也是不好的，因為它意謂著一些掙扎，某些隱藏的奮鬥仍然發生著。

無欲的第二步也是最後一步：藉由知道真我最內在核心的天性，亦即最高的本我，來終止所有欲望。

首先你必須知道，你就是所有發生在你身上的快樂的根源；然後，你必須知道你內在本我的全部本性。第一，「你」是根源；第二，根源是什麼？開始只有這些就足夠了——即你是快樂的源頭；再來第二步，這個源頭的整體是什麼，這個內在本我是去全然的知道：「我是誰？」

一旦你完全了解這個源頭，你就已經知道了全部。然後不是只有快樂，而是整個宇宙都在你裡面；不僅有快樂，所有那些存在的，都存在裡面；神不是坐在雲端的某處，祂在你裡面；你是源頭，是所有一切的根源所在；你是中心。

一旦你成為存在的中心，一旦你知道你就是存在的中心，所有的悲慘都會消失，現在無欲變成自發性的、自然的。不需要努力、不需要奮鬥、不需要繼續

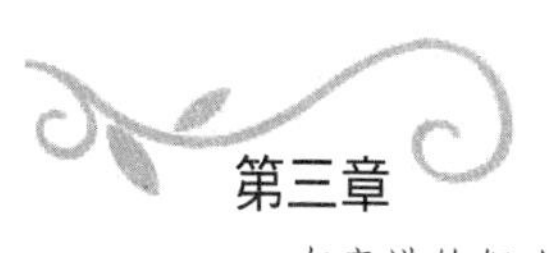

維持，它就是這樣，已經變成了自然的，你不是在拉它或推它，現在已經沒有去拉和推的「我」了。

純淨的意識

記住：掙扎、奮鬥會創造出自我。如果你在世界中奮鬥，會創造出強大的自我：我是某某有錢人、有聲望的人、有權力的人；假如你於內在奮鬥，就會創造出難以察覺的自我：我是純粹的、是個聖人、是個賢哲，這個「我」伴隨掙扎、奮鬥而來。因此那些假虔誠的自我主義者有著微細的自我，他們也許不是世俗之人——他們不是，他們是出世的，然後掙扎與奮鬥是在的，他們已經實現了什麼，這個實現仍然攜帶著「我」的最後影子。

對派坦加利來說，無欲的第二步、也是最後一步：自我完全消失，只剩天性流動著，沒有我，沒有有意識的努力。那並不表示你會不具有意識，你將有著最完美的意識，但是在這意識中沒有努力存在，將不會有自我意識，而只是純淨的意識，你已經接受你和存在本然的樣子。

全然地接受——老子稱之為「道」。一條正流向海洋的河流，沒有絲毫努力，一點都不匆忙，即使不流抵大海，也不會感到挫敗，即使幾百萬年之後才抵達，那也沒問題。河流只是流動著，因為流動是它的天性，它沒有任何努力，只是持續不斷地流動著。

當欲望首次被注意到、被觀察到，努力就升起——一個細微的努力。即使第一步是一個難以察覺的努力，你開始試著覺知到：「我的快樂從何而來？」你必須做某些事，而這個「做」將會創造出自我，那就是為什麼派坦加利說這只是開始。你必須記住它不是終點；在終點，不只是欲望消失，連你也消失了，只有內在的本性繼續存在它的流裡。

這個自發性的流是至高無上的狂喜，對它來說不可能有悲慘存在，悲慘來自期待、強求，沒有人在那裡期待、強求著，因此不管發生什麼事，都是好的，不管發生什麼，都是一項祝福，你不能與其他任何事做比較，實情就是這樣。因為沒有與過去及未來的比較——沒有「人」在那裡做比較，你不可能將任何事詮釋成悲慘、痛苦，即使在那個情況下有痛楚，那也不會是痛苦的——試著去了解，這是困難的。

耶穌被釘死在十字架上，基督徒將他畫得很悲傷，甚至說他從來不曾笑過，在教堂中到處都是耶穌悲傷的身影。我們可以理解，這就是人性，一個被

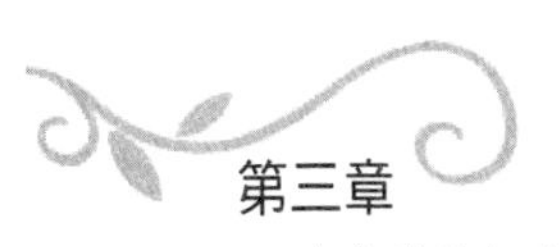

釘死在十字架上的人必定會悲傷，他的內在必定是悲痛的，必定是受苦的。因此基督徒繼續訴說著，耶穌為了我們的罪在受苦，他受苦?!這絕對是錯誤的！耶穌不可能受苦，受苦對他來說是不可能的，假如他受苦，那他和你就沒有什麼不同了。痛楚在，然而他不可能受苦。

這也許看起來十分神祕，其實不然，這是簡單的。痛楚是在那裡，就我們從外表所見的，耶穌是被釘死在十字架上，他被羞辱、身體正在被摧毀。痛楚在，然而耶穌不可能受苦，因為在被釘死的這個片刻，他沒有要求、沒有強求，他不可能說：「這是錯的，不應該是這樣的；我應該被加冕，然而卻被迫害。」

倘若他的腦海裡有這些──「我應該被加冕，但是卻被迫害」，那就會有痛苦；如果他的頭腦中沒有這個「我應該被加冕」的未來指向，沒有對未來的期待，沒有要去達成的特定目標，那麼，不管他發現自己處於什麼情況下，就都是目標。他不可能去做比較，不可能有例外，這就是現在這個片刻被呈現到他面前的，這個十字酷刑就是加冕。

他不可能受苦，因為受苦意謂著抗拒，你必須抗拒某件事，唯有這樣你才可能受苦。試著做做看，要你被處十字酷刑是困難的，不過日常生活中有許多小小的酷刑，那些就夠了。

當你腿痛或頭痛的時候，也許你從未觀察過它的機械作用，在你頭痛時，你持續不斷地掙扎並反抗，你不想要它、抵抗著它，你將事情做出區別，你在你頭部裡面的某個地方，而頭痛也在那裡，你和疼痛是分隔的，你在抗拒著，認為事情不該這樣……這就是真正的問題所在。

只要一次就好，試著不要抗爭，與頭痛共同流動著，成為頭痛，並且說：「這就是事實，我的頭在這個片刻就是這樣，在這個時候，沒有任何事是可能的，頭痛於未來可能會不見，可是這個片刻，它在。」不要抗拒，允許它發生，與它合而為一，不要把你自己拉開，流進它裡面……然後，你以前所不知道的新形態的快樂將會驟然激增。當沒有人抗拒時，即使是頭痛也不是痛苦的，是抗爭創造出痛苦，痛苦意謂著與痛楚相對抗，那才是真正的痛苦所在。

耶穌接受那就是他的生命所來到的，他來到了這個十字架，這是天意，這在東方被稱為天命、命運。與你的命運爭論是沒有什麼道理的，與之抗爭是沒道理的，你無法做任何事，它就是這樣發生，對你來說只有一件事是可能的：你可以順流或者對抗。假如你抗爭，就會變得更加痛苦；倘若你順流於它，痛苦會較小；如果你全然的順隨，那麼痛苦會消失，而你就變成了這個流。

當你頭痛時、當你身體生病時、當你有什麼痛楚的時候，試著這樣做──只

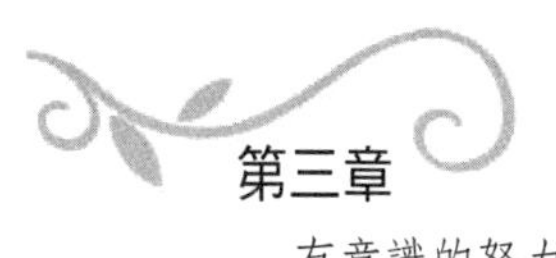

要順隨於它。一旦你嘗試，假如你允許的話，你將來到生命最深刻的奧祕之一——當你順隨它時，痛楚消失了。如果你能夠全然的順隨，痛楚就變成快樂。

這並不是要加以了解的邏輯事件，你能在理智上理解它，但那沒有用。在存在中去嘗試，在許多日常情境中，每一個片刻都有某件事不對勁，順隨於它；然後看看你是如何轉化整個情況，透過這個蛻變，你就超越它了。

一個佛永遠都不可能置身於痛楚中，那是不可能的。只有自我會痛苦，要置身於疼痛中，就要有自我。假如自我在那裡，甚至連歡樂也可能變成痛苦；假如自我不在，你就能將痛苦蛻變成歡樂。其中的奧祕取決於自我。

無欲的最後一個狀態：藉由知道真我最內在核心的天性，亦即最高的本我，來終止所有欲望。

這是怎麼發生的？只要藉由知道你的最內在核心，這個居住在內部的，就只需要知道它！派坦加利、佛陀、老子說的都是一樣：只要知道它，所有欲望就會消失。

這是奧祕的，邏輯的頭腦必定會問怎麼會這樣？為何只要知道內在的核心，所有欲望就消失了？現在的情形是因為他們不知道自己，所以欲望全都升起，欲望不過是對於本我的無所知，為什麼？因為一切你透過欲望所追求的都在那裡，都隱藏在本我裡，假如你知道了本我，欲望就會消失。例如你正在追逐權力，每一個人都在追求權力，權力在所有人裡面創造出瘋狂，似乎只有人類社會如此，每個人都對權力上癮。

小孩子無助地被生下來，那是你們一直攜帶著的第一個感覺。小孩子誕生，他是無助的，無助的孩子會想要力量是自然的，因為每個人都比他有力量，媽媽有力量、爸爸有力量、兄長們有力量，每個人都是具有力量的，而這個小孩子全然的無助。當然，第一個升起的欲望是得到權力，知道如何成為有力量的，以及如何支配。

就在那個片刻，小孩開始變得政治化，他開始學習支配的手段，如果他狠狠地哭，就會知道他能透過哭來支配他人，只要哭，他就可以控制整間屋子的人，因此他學會了哭。女人繼續這樣做，即使她們已不再是孩子了，不過她們已經學會這個祕訣，所以她們繼續運用哭泣；她們必須繼續，因為現在她們還是無助的，那是獲取權力的手段。

小孩子知道了這個花招，就能夠引起騷動，能夠造成你的煩擾——讓你必須接受且對他妥協。在每一個片刻裡，他深深地感覺到唯一需要的就是權力，更

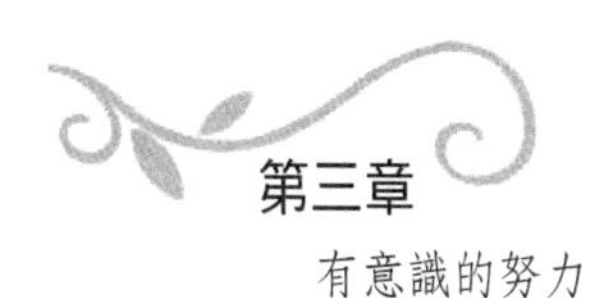

多的權力，而他將會學習到；他會去上學，會長大，會愛人，但是在每件事——教育、愛、遊戲的背後，他將會知道如何得到更多權力。透過教育他會想要支配，成為班上的第一名，如此他才可以支配；學習如何賺取更多的金錢，這樣他才能夠支配；學習如何增加影響力和支配的範圍。他的整個人生，都將追逐在權力之後。

如此一來，許多世都浪費掉了。縱使你得到了權力，接下來你要做什麼？只不過是實現一個幼稚的願望罷了。當你變成了一個拿破崙或希特勒，突然間，你覺知到這整個努力是無用的，只有孩提時的願望被實現，就這樣了。現在要做什麼？要拿這個權力來做什麼？

願望達成，你感覺挫敗；願望無法實現，你也感到挫敗。它終究是不可能完全被實現的，因為沒有人有力量覺知到「現在已經足夠了」——沒有人！世界是如此錯綜複雜，即便是希特勒，在某些片刻裡也會覺得無力，就算是拿破崙，也會在一些時候覺得毫無力量。沒有人覺得自己具有絕對的力量，也沒有什麼是能讓你滿足的。

當人知道了他自己，知道了絕對力量的源頭之後，對於權力的欲望就會消失。你早已是個國王，但你不斷地想著自己是一個乞丐，努力要成為一個大一點的乞丐、一個偉大一點的乞丐，可是你早已是個國王了！赫然間，你了解到你不缺乏任何東西，你不是無助的，而是所有能量的源頭，你正是生命的根源。你孩童時期的無力感，是他人所創造的，那是個惡性循環，他們在你裡面創造出它，因為他們的父母也在他們裡面創造了這種無力感，還有他們的父母的父母……

你的父母在你裡面創造出你是無力的，為什麼？因為只有這樣，他們才會覺得自己是有力量的。也許你認為你非常愛你的孩子，不過那似乎不是實情，你愛權力，當你有了小孩之後，當你變成父親或母親之後，你是有力量的，或許沒有其他人會聽你的，在這個世界上你也許什麼都不是，但是至少在家裡你是有力量的，你可以折磨小孩子。

看看所有的父親、母親，他們確實是在折磨他們的孩子！他們以愛為名來折磨孩子，以致於孩子無法對他們說：「你正在折磨我！」他們是「為了孩子好」而折磨他們，為了孩子好！他們正在「幫助他們成長」……他們覺得自己具有力量。心理學家說許多人走入教職，只是為了感覺擁有力量，因為有三十個孩子任你擺布，你就是國王。

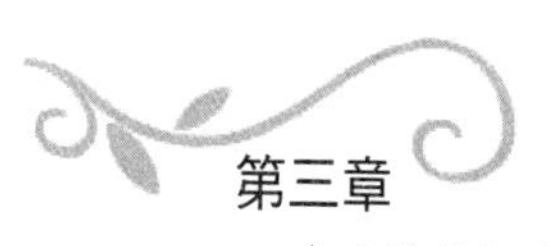

據記載，一個名叫奧朗哲布（Aurangajeb）的國王被他的兒子所囚禁，在被囚禁的時候，他寫了一封信給他兒子，信裡面說：「我只有一個願望，倘若你可以實現，那就太好了，我也會很高興。只要送三十個小朋友來，讓我可以教導他們。」

據說他的兒子曾說：「我父親總是保持是個國王，他無法失去他的君主身分，因此就算被監禁，他也需要三十個孩子讓他去教導。」

你看！去學校看看！老師坐在他的椅子上，他具有絕對的權力，控制一切的現象正在上演著。人們想要孩子不是因為他們想要去愛，如果他們真正去愛，這個世界將會全然的不同；你將不會做任何讓孩子感到無助的事，你會給他很多的愛，好讓他覺得他是有力量的。如果你給與愛，他就絕不會去追求權力，他不會變成政治領袖，不會去競選，也不會瘋狂地累積金錢，因為他知道這是無用的，他已經擁有了力量，光是愛就足夠了。

倘若沒有人給與愛，這個孩子就會創造出替代品。你的所有欲望，不管是權力、金錢或名望，都顯示出你在孩童時期被教導了某些事，有一些制約進入你的頭腦，你正在遵循那個制約，而沒有往內看，是否你正在索求的早已在那裡。

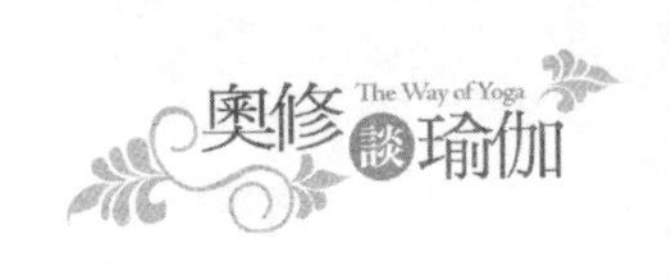

派坦加利的整個努力是讓你的頭腦安靜下來，讓它不去干預。這就是靜心，讓你的頭腦在一些時刻寧靜下來，不再喋喋不休，讓你能夠往內看，去聽見你最深處的天性。只要一個瞥見就能改變你，屆時頭腦就無法欺騙你，頭腦不斷地說著：「這樣做……不要那樣做。」它持續不斷地操控你：「你必須擁有更多權力，否則你就什麼也不是。」

假如你往內看，就不再需要去成為任何人、成為某某人，你本然的樣子已經被接受了。整個存在接受你，對你感到滿意，你是一個開花，一個特有的開花，與其他的都不同，是獨一無二的；而且存在歡迎你，否則你不可能在這裡，因為你是被接受的才可能在這裡。你會在這裡是因為神愛你，或者說這個宇宙愛你，或者這個存在需要你，你是被需要的。

一旦你知道你內在最核心的天性，派坦加利稱為「普汝夏」（purusha），表示內在的住居者。身體只是個房子，內在的住居者——存在於內心的意識——就是普汝夏；一旦你知道這個居於內在的意識，就不再需要任何東西了，「你」就已經足夠，完整俱足。就你本然的樣子，你是完美的，你被完全的接受、歡迎著，存在變成了祝福，欲望消失了，它們過去是無自知（self-ignorance）的一部分，隨著自我的認識，它們就消失、蒸發了。

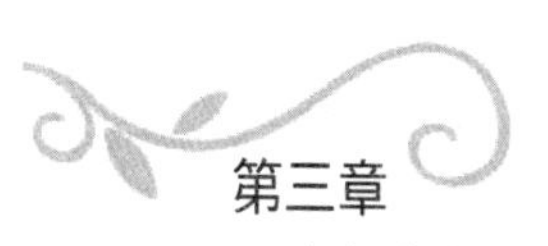

阿巴亞沙——持續不斷地內在練習，有意識的變得愈來愈警覺，愈來愈是自己的主人，愈來愈少被習慣、被機械化、被機器人般的機械作用所支配。達到阿巴亞沙和惟若基亞——無欲，你就成了瑜伽行者；達到這兩者，你就已經抵達了目的地。

我要重申：不要創造出抗爭。允許這些發生愈來愈自發，不要和負向的對抗，更甚者，要創造出正向的。不要與性、食物或任何東西對抗，更甚者，找出那個帶給你快樂的是什麼，它從何而來，讓自己往這個方向移動。漸漸地，欲望會持續消失。

第二件事：成為愈來愈具意識的。不管發生什麼事，要愈來愈能覺察，而且保持在那個片刻，接受那個片刻，不要要求其他東西，如此你就不會創造出悲慘。倘若痛楚在，就讓它在那裡，停留在它裡面並且讓內在流動，不要抗拒。

當痛苦消失，想要歡樂的欲望也會消失；當你不在苦惱中，就不會要求放縱；當苦惱不在，縱欲就變得毫無意義。愈來愈深地，你持續地掉入內心的深淵，是那麼喜樂，是深深的狂喜，以致於即便只有一個瞥見，整個世界都變得不具意義，所有這個世界可以給你的都不再有用。

這不該變成抗爭，你不該變成戰士，而是成為一位靜心者。假如你正在靜心，事情就會自發性地發生，而那將不斷地轉化你、改變你。開始抗爭，你就開始了抑制，而抑制會導致愈來愈多的悲慘。

你無法欺騙任何人，有許多人不只欺騙他人，甚至還不斷地欺騙自己，他們認為自己並沒有置身於悲慘裡，他們繼續說著自己不痛苦，然而他們的整個存在就是悲苦的；當他們訴說著自己不痛苦時，他們的臉、眼睛和他們的心……每一個部分都是痛苦的。

我要告訴你一件趣聞，然後結束。

我聽說曾經發生過這件事，十二個淑女到了審判之門，正在執行勤務的天使問她們：「在世的時候，你們曾對丈夫不忠嗎？如果有請舉手。」

羞慚地、躊躇地，十一個女人逐一地舉起了手。

執勤天使拿起電話，說：「喂，是地獄嗎？你們有空間容納十二個不忠的女人嗎？其中有一個還是聾子！」

說與不說是無關緊要的，你的臉、你的整個存在已經表明了一切，你可能說你是不悲慘的，但是你訴說的方式、你的樣子顯現出你是痛苦的，你不可能欺

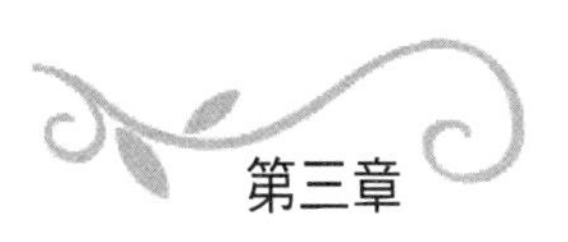

騙任何人，而且也沒有必要，因為沒有人可以欺騙他人，你只能夠欺騙你自己。

記住，假如你是悲慘的，是你自己創造出這一切的，讓這深深地滲透你的心：是你創造出你的痛苦，而這將成為一副處方、一把鑰匙。若是你創造出你的痛苦，那就只有你才可能摧毀它們；如果是他人創造出你的痛苦，那麼你是無助的。是你創造出你的痛苦，而你也可以摧毀它們。你透過錯誤的習慣、錯誤的態度、上癮、欲望創造了這些痛苦。

拋下這個模式，讓自己看起來清新，那麼，這個生命就是人類意識可能具有的最終極喜悅。

第四章 瑜伽八個功法

你所尋找的光亮就在你裡面，
往內去探索，你必須到達你的核心；
鑽石隱藏在污泥裡，
只不過一層層的污泥必須被清除。

為了要消除雜質，透過練習瑜伽的不同功法所產生的靈性之光，會發展成對於實相的覺知。

瑜伽的八個功法是：自我約束（守戒）、固定儀式（精進）、姿勢（調身）、呼吸調節（調息）、回歸（制感）、專注（凝神）、靜心（禪定）和三摩地（三昧）。

你所尋找的光亮就在你裡面，往內去探索；這不是目的地在外面空間的旅行，而是往內在空間探索的旅程。你必須到達你的核心，你正在找尋的已經在你裡面，只是你必須剝掉這個洋蔥，那裡有一層又一層的無知，鑽石隱藏在污泥裡。鑽石沒有必要被創造，它早已在那裡，只不過一層層的污泥必須被清除。

你要了解：寶藏早已在那裡，或許你沒有鑰匙——必須尋找的是鑰匙而不是寶藏。這是基礎且最根本的，所有的努力將仰賴於這份了解，假如寶藏必須被創造，那將會是一段非常漫長的過程，而且沒有人能確定它是否真能被創造出來。

要被找到的只有這把鑰匙，寶藏早就在那裡了，就在附近，只是有幾層障礙

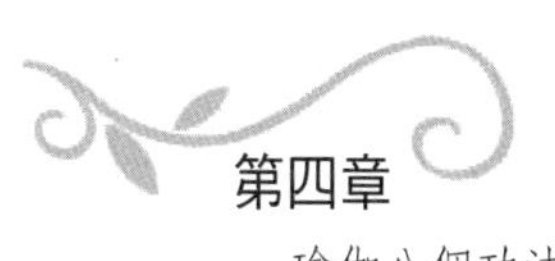

物要移開。

那就是為什麼真理的追尋是削減式的，不是添加式的，你不必增加什麼到你的本性裡，你甚至必須除掉一些東西，必須從你身上去除掉某些東西。真理的追尋是外科，不是內科，沒有什麼要被加到你身上，相反的，某些東西必須被拿掉、被消除。

因此，《奧義書》提及「Neti, neti」：既不是這個也不是那個，意思是繼續不斷地清除，直到你抵達這個清除者；繼續不斷地消除，直到不再有任何消除的可能性，只留下你，那個在核心、在意識中的你，那個無法被消除的——若非如此，那是誰要來消除？

所以繼續消除：「我既不是這個也不是那個」，然後，會來到一個只有你在的點，只有這個消除者在的點，不再有其他要被切除的，外科手術已經結束，你已抵達寶藏。

假如你正確地了解了，負擔就不會那麼沉重，這個追尋是極輕盈的，你可以輕鬆地行動，始終知道得很清楚：在路上也許寶藏會被遺忘，但是它不會失去。也許你無法知道寶藏確切的位置，但它是在你裡面，你大可放心，這是無庸置疑的。事實上，縱使你想要失去它也不可能，因為它就是你的本性，它並非來自外

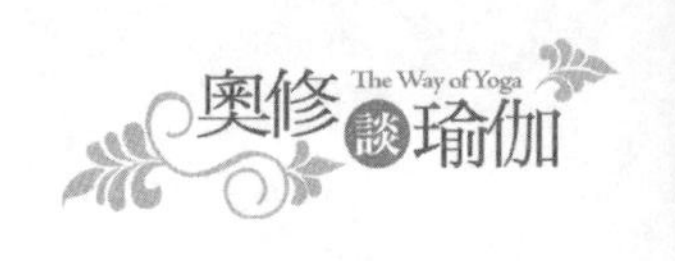

在，而是你與生俱來的。

人們來找我，他們說：「我們在尋找神。」我問他們：「你們是在哪裡失去祂的？為什麼要尋找？你在某個地方失去祂嗎？如果你曾在某個地方失去了祂，那麼告訴我，那是在哪裡，因為唯有在那裡你才可能找到祂。」

他們說：「不是的，我們沒有失去祂……」那你為何尋找？既然這樣，只要閉上眼睛。也許正因為這個尋找，你才無法發現祂；或許你太專注於尋找了，不曾注視你內在的本性，去看看這個王中之王早就已經坐在那裡，等著你回家。你是個偉大的尋道者，所以你想要去麥加、麥地那、喀許（Kashi）和開拉虛（Kailash）；你是個偉大的尋道者，你想要跑遍全世界，只除了一個地方：你所在之處！這個尋找的人就是那個要被找到的。

當一個人是安靜、靜止的，就沒什麼新的要被實現，一個人開始了解到，往外看就是錯過的原因；往內看，神就在那裡。它一直在那裡，從來沒有任何片刻是不在的，也不會有任何片刻它將不在，因為神不在你外面，真理不在你外面。它是那個燦爛美麗的你，是在全然光采中的你，是在絕對純淨中的你；假如你了解，那派坦加利的這些經文將會非常簡單。

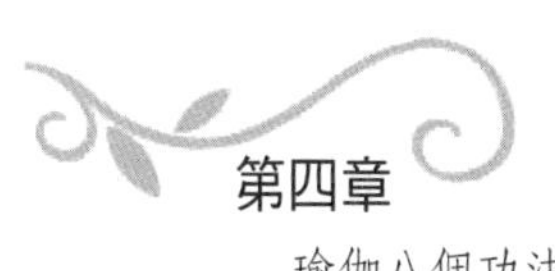

心的外科手術

為了要消除雜質，透過練習瑜伽的不同功法所升起的靈性之光，會發展成對於實相的覺知。

他不是說有什麼要被創造出來，而是說有些東西要被摧毀，你已經多於你的本性了——這就是問題所在。你在周遭聚集了太多東西，鑽石累積了太多污泥，污泥必須洗淨，然後鑽石就會顯現。

「為了要消除雜質，藉由練習瑜伽的不同功法……」這不是要創造出純淨、神聖或神性，而是要消除不潔淨的雜質；你本身就是純淨的、神聖的，這條道路變得全然不同，所以有一些東西必須丟掉、必須消滅。

更深入地說，這就是桑雅士（sannyas；門徒）的意義——宣告放棄。並不是要拋棄房子、拋棄家庭、拋棄孩子，那看起來是如此殘酷，一個慈悲的人怎麼可能這麼做？不是要拋妻棄子，那一點兒都不是問題，妻子並不阻斷神，創造出阻礙的既非小孩也非房子。不！不是這些，倘若你拋棄了這些，你就是還不了解，要拋棄的是——至今仍聚集在你裡面的其他東西。

如果你要拋棄房子，就拋棄真正的房子——你的身體，那個你存活、居住的所在。關於拋棄，我不是說去自殺，那不是拋棄，只要知道你不是身體就已經足夠。沒必要殘酷對待身體，你也許不是身體，但是身體也是神性的；你也許不是身體，然而身體本身就是活的，它也參與著生命，是這個全體的一部分。不要對身體殘酷，不要對它粗暴，不要成為被虐待狂。宗教人士幾乎總是變成被虐待狂，或者，他們早已是被虐待狂了，而宗教使之合理化，他們開始折磨自己。

不要自我折磨。虐待者、施暴者有兩種類型，一種是折磨他人的虐待狂，例如那些政治家們如希特勒；一種是折磨自己的被虐待狂，就是那些所謂的宗教人士、聖人、印度聖者。這兩種人其實是一樣的，其中的暴力是一樣的，不管是折磨他人的身體或是你自己的，其中並沒有不同，同樣是折磨。

宣告放棄並非自我虐待，倘若它成了自我虐待，那也不過是顛倒的政治手段罷了，也許是你太懦弱了而無法折磨他人，所以你能夠折磨的只有自己的身體。百分之九十九所謂的宗教人士都是自我虐待狂、懦夫，他們本想虐待其他的人，但是那存有危險和恐懼，他們做不到，因此，他們找到了一個非常天真的犧牲者，一個柔弱、無助的犧牲者——自己的身體。他們以數百萬種的方式來

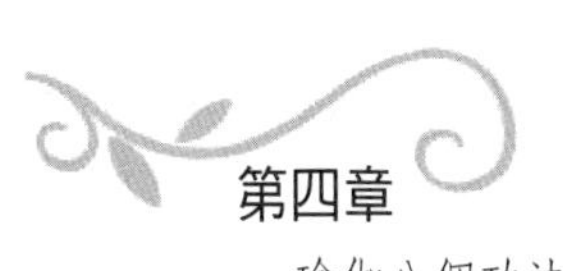

折磨它。

不是這樣的！宣告放棄意謂著知道，意謂著覺知，意謂著了悟——了悟到你不是身體的這個事實。你活在身體裡面，很清楚地知道你不是它；當你不與之認同，身體就是美麗的，是存在裡最偉大的奧祕之一，是王中之王藏身所在的聖堂。

當你了解宣告放棄，了解既不是這個也不是那個，你說：「我不是身體，因為我覺知到它，這份覺知使我與身體分開並且不同於它。」進入深一點，繼續剝掉洋蔥皮：「我不是思想，它們來了又去，而我留下來了；我不是情感……」它們會出現——有時候是很強烈的，你在其中完全忘了自己——但是之後它們又走了。有一個時刻是它們不在而你在的；也有一個時刻是它們在而你隱藏在裡面；又有一個時刻是它們已經走了，而你坐在那裡。你不可能是情感，你與它們是分開的。

繼續剝洋蔥皮：不，你不是身體。想著你不是，感覺你不是。一旦你知道你並非身體、思想、情感這三個外層，你的自我就會不留痕跡地消失，因為自我是與這三個表層的認同。然後你就「在」了，可是你無法說「我」，這個字已經失去意義，自我已經不在，你回到了家。

這就是桑雅士的意思：消除所有不是你的、但是你與之認同的東西，這是外科手術，是破壞。

為了消除雜質，透過練習瑜伽的不同功法……

雜質是這個——認為你是那個不屬於你的，這就是不純淨。你可能認為身體是不純淨的，不要誤解我，我不是這個意思。你可以將純淨的水放在一個容器裡，將純淨的牛奶放在另一個容器中，把它們混合之後，混合液並不是加倍純淨；兩者原本都是純淨的，水是純的，來自恆河的純水，牛奶也是純的，但是現在你將兩個純淨物質混在一起，產生出的是一個不純淨的東西，而不是加倍純淨。

發生了什麼事？你為何說水和牛奶的混合液不純淨，不純淨表示有外來元素進入，那個不屬於它、對它來說並非自然的元素，是一個侵犯領土的入侵者。現在不只是牛奶不純淨，連水也不純淨，兩個純淨相遇，然後變成了不純淨。

所以當我說拋棄不淨的雜質，我不是說你的身體不純淨，也不是說你的頭腦不純淨，或者你的感覺不純淨。沒有什麼是不純淨的，唯有當你與之認同時，在那個認同之中，就有不純淨產生。

一切都是純淨的，你的身體是完美的，倘若它可以自行運作而沒有你

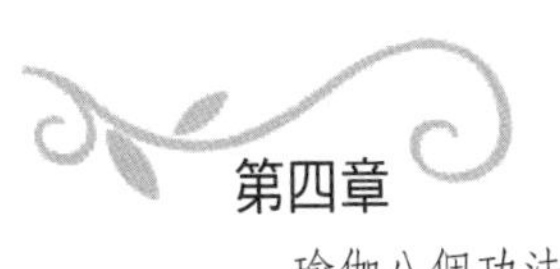

的干預的話；你的意識是純淨的，假如它可以自行獨立運作而身體不加以干預的話。如果你活在一個不干預的存在裡，你就是純淨的。

一切都是純淨的，我不是在譴責身體，我從未譴責任何東西，記住這點，我不是個譴責者，萬事萬物本然的樣子都是美麗的，是認同創造出雜質。當你開始認為你是身體時，你就已經入侵身體，一旦你侵擾了身體，身體馬上會有所反應並且侵入你，之後就有不純淨產生。

派坦加利說：

為了消除雜質，透過練習瑜伽的不同功法……

這是為了消滅認同，為了破壞你所處的一團混亂，為了摧毀那個雜亂。在那裡的一切都變了質……沒有什麼是清楚的，沒有一個中心是自行獨立運作的，你已經變成了一個群眾。每件事物繼續干預一切他物的本質，這就是不純淨。

……為了消除雜質，所升起的靈性之光……

一旦不淨的雜質被銷毀，赫然間就有了光亮，光不是來自外面，那是你最內在核心的本質——潔淨、純真、鮮活的狀態。

光從你內在升起，於是一切都是清晰的，當困惑、混亂的狀況消失，消晰的覺察力就升起，現在你可以看到一切事物的本然面目，沒有投射、沒有想像、沒

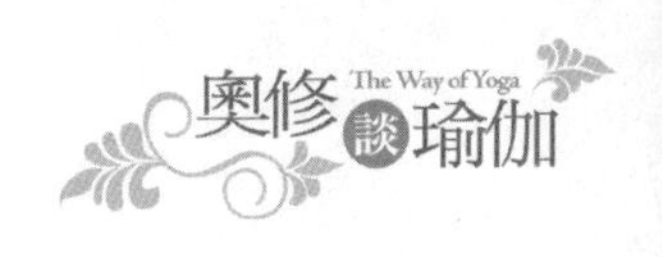

有對事實的曲解，你就只是看到所有事物的原本樣貌。你的眼睛是坦蕩蕩的，你的存在是寧靜的，現在你裡面沒有任何東西，所以你不可能投射，你變成被動的旁觀者，一個觀照者、一個目擊者，這就是純淨的本質。

……所升起的靈性之光，會發展成對於實相的覺知。

再來是瑜伽的八個功法，極其緩慢地跟著我來看，這是派坦加利的主要教導：

瑜伽的八個功法是：自我約束、固定儀式、姿勢、呼吸調節、回歸、專注、靜心和三摩地。

瑜伽的八個功法——是瑜伽的整個科學，它藏身在一個句子中，在一顆種子裡，許多東西囊括其中。首先，讓我告訴你每個功法的確切意義。記得，派坦加利稱它們為步驟和分支，它們同時是這兩者。這些是步驟，因為必須一個隨著一個，成長有先後順序；然而它們同時是瑜伽主體的分支，它們有內部的一致性、有機的一致性，這就是分支的意思。

例如：我的手、我的腳和我的心並非個別運作，它們是一個有機的整體，假如心臟停止跳動，手將不會動，一切都是連結在一起的。它們不像梯子，梯子上的每個階板都是分開的，假如一個梯板壞了，整個梯子還是可以用。因此派

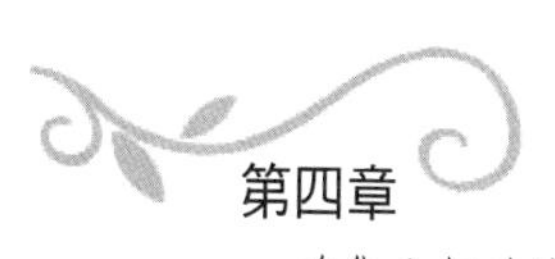

坦加利說它們是步驟，它們按照特定的序列成長，同時也是主體的分支，是有機的。你不可能丟掉其中任何一個，梯板可以被丟下，分支不可能被丟下，它們並非機械零件，你不能移除；它們組成了你，它們屬於整體，不是分開的，整體透過分支的運作成為和諧的裝置。

瑜伽的八個功法既是步驟也是分支。它們一個跟隨著一個，看來是步驟；它們處於很深的關係中，第二個步驟不可以在第一個之前出現，第一個必須是第一個，第二個必須是第二個，而第八個會是第八個來到，不可能是第四個或第一個。因此它們是步驟，同時也是一個有機的整體，是分支。

第一個功法「閻」（Yam）是自我約束的意思，但以英文表示就顯得有點不同，事實上不只是一點不同，整個閻的意義都失去了；因為在英語中，自我約束看起來好像是抑制、壓抑。而且按照佛洛伊德的說法，抑制和壓抑已經成了醜陋的代名詞了。

自我約束不是壓抑，在派坦加利使用閻這個字的年代，它具有完全不同的意思。字詞不斷地演變，現在即使在印度，同樣出自閻的「三閻」（samyam）也代表著控制、壓抑的意思，其意義已經失去了。

也許你曾經聽過一則軼事，據說英國國王喬治一世在聖約翰大教堂還在建築期間前去參觀，那是一項藝術傑作，建造教堂的建築師克里斯多福．雷恩（Christopher Wren）剛好在那裡，國王當場讚美他，他說：「它是好玩的（amusing）、嚇人的（awful）和矯揉造作的（artificial）。」

雷恩聽到這些讚美非常高興。毫無疑問的，你一定會感到驚訝，那些字眼現在已經不再擁有同樣的意思，在那個年代，超過三百年以前，「amusing」表示「amazing」，是令人驚訝的；「awful」表示「aweinspiring」，是令人敬畏的；而「artificial」表示富於藝術性、精美的。

每個字彙都有其演變史，它改變了許多次，如同生命改變，一切也都改變了。字詞有了新的色彩，實際上，只有這些有能力改變的字彙保存下來，否則它們就是死的。牛津字彙頑抗於改變，它們消失了；現存的字彙，擁有在四周聚集新意義的能力，只有它們繼續存活著，而且在好幾個世紀裡，它們以許許多多的意思存在著。

闍在派坦加利的時代是一個美麗的字眼，最美麗的字眼之一，由於佛洛伊德，這個字已經變得醜陋，不只是意思改變，連整個韻味、整個字的風味都變了。

對於派坦加利來說，自我約束不是壓抑自己，而是為你的人生指引出一個方向。不是壓抑能量，而是去指引它們，給與一個方向，因為你的生活可能不斷地往相反方向、往許多方向移動，如此你將不會抵達任何地方。那就好像一輛車子，駕駛者往北開了幾哩路，然後改變主意往南開了幾哩，之後又改變主意往西開了幾哩，然後又改變主意……他持續著這種方式，在他死的時候將會與他出生時一樣，他不會到達任何地方，不會有滿足感。

你可以繼續在許多道路上移動，但是除非你擁有方向，否則就是在做白工，你只會感到愈來愈挫敗。

要創造出自我約束，首先要給與你的生命能量一個方向。生命能量是有限的，倘若你繼續以不合理的方式、沒有方向地胡亂使用它，那麼你不會抵達任何地方。遲早你的生命能量會空掉，而這個空將不會是佛性的「空」，它只會是一個負向的空，沒有任何東西在裡面，只有一個空的容器，在死之前，你就會如同槁木。

這些被賦予你的有限能量，來自自然、存在、神或任何你想叫的字眼；倘若這些有限的能量被正確地運用，可以因此變成那個「無限」的門。如果你正確地行動，有意識、警覺地行動，聚集所有能量往一個方向移動；假如你不是一個群眾，而成了一個個體，那就是闍。

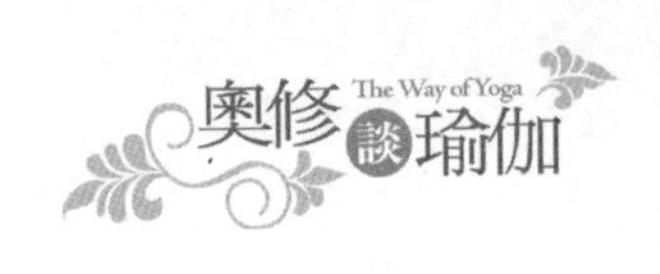

通常，你是一個群眾，有許多聲音在裡面，一個說：「走這條路」，另一個說：「這沒用，走這邊」；一個說：「去廟裡」，然而另一個說：「去電影院會更好」。你在任何地方都沒辦法放鬆，因為不管你到哪裡，你都會懊悔。假如你去電影院，那個傾向去廟宇的聲音就會為你製造麻煩：「你為什麼要在這裡浪費時間？你可以到廟裡去的，再說祈禱是美的，沒有人知道那裡正在發生什麼事，沒有人知道，這也許是你成道的機會，但是你已經錯過了。」

倘若你去到廟裡，情形會是一樣的，那個堅持去電影院的聲音會繼續說：「你在這裡做什麼？你坐在這裡像個傻瓜一樣，再說以前你就已經祈禱過了，什麼事都沒發生，為什麼還要浪費你的時間？你看，一群傻瓜在你周遭坐著並且做著毫無用處的事，結果什麼也沒發生。誰知道在電影院裡，也許有什麼興奮或欣喜若狂的事，而你正在錯過。」

你若不是一個個體，沒有統一的本性，那麼不管在哪裡你都會一直錯過，在任何地方你都不會有在家的感覺，你會一直要前往某處，卻永遠也到達不了，你將會發瘋！逆「閻」而行的生命將會變得瘋狂，西方有著比東方還要多的瘋子，這並不令人驚訝。東方——不管知不知道——仍然遵循著有著一點點自我約束的生活；在西方，自我約束聽起來就好像要變成奴隸似的，反對「自我克

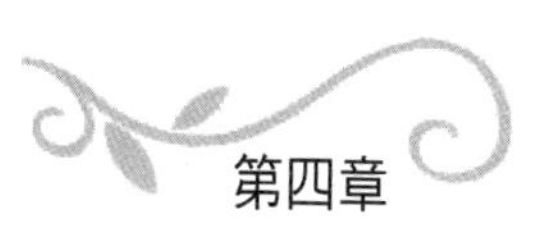

制」彷彿你是自由的、獨立的。

除非你是一個個體，否則不可能自由，你所謂的自由只不過是一種欺騙、一種自殺，你將會毀了自己，毀了你的可能性、你的能量。然後有一天你會發現，在一生中你嘗試過這麼多，卻沒有一樣是得到的，沒有任何成長因而產生。

自我約束的第一個意思是給與生活方向，意謂著變得稍微歸於中心。

你要如何變得稍微歸於中心？一旦給與你的生命一個方向，馬上就有一個中心開始在你裡面產生；方向創造出中心，這個中心給與方向，它們彼此相互實現。除非你自我約束，否則第二個功法不可能到來，這就是為何派坦加利稱為步驟。

第二個功法是「尼閻」（niyam）——固定儀式，指有紀律的生活，規律性的生活。一個以極有紀律的方式過活的生命，不是興奮忙亂的。

規律性……這個同樣會讓你聽起來像是受奴役的狀態，派坦加利時代所有美麗的文字已經變得醜陋了。但我要告訴你，除非你的生命擁有規律性、擁有紀律，否則你會是你自身本能的奴隸；或許你會認為那是自由，但是你將成為所有飄移不定的思想的奴隸——那並不是自由。也許不會有任何看得見的主人，不

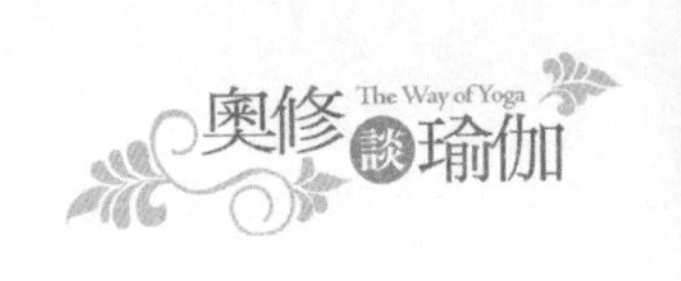

過將會有許多看不見的主人在你裡面，繼續支配著你。只有擁有自身規律性的人，可以在某天變成主人。

那當然是很遙遠的，因為主人只有在第八個階段被達成的時候，才會真正產生，那是目標所在。然後，一個人變成一個「爾那」（jina；譯注：勝者、大覺、佛、如來之意）——一個勝利者；變成了一個基督、一位救世主。假如你被拯救，突然間你就成為其他人的救世主，不是你試圖去拯救他們，光是你的存在就具有拯救的作用。第二個功法是尼闍，固定儀式。

第三個功法阿撒那（asana）——是姿勢。每個功法來自第一個、來自前面一個，當你在生活中有了規律性，只有那個時候，你可以達到姿勢。試著寧靜地坐著；但是你不可能靜坐，身體會試圖造反，突然間，你開始這裡痛、那裡痛，腳要麻掉了，突然間，你感到身體的許多部分都焦躁不安，那是以往從未感覺過的。為什麼光是靜靜地坐著，就有這麼多問題跑出來？你覺得螞蟻在你身上爬，結果發現根本沒有螞蟻，身體正在欺騙你。

身體還沒有準備好要被紀律所規範，身體被寵壞了，它不想聽你的，它已經變成它自己的主人，而你也總是聽從它；現在，即使只是靜靜地坐著幾分鐘，

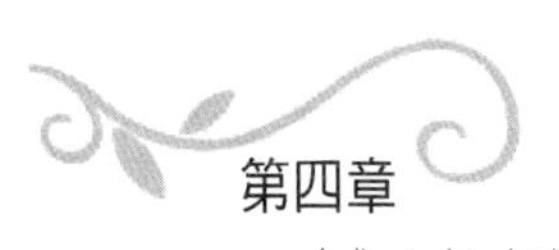

也幾乎變得不可能。倘若你教人們寧靜地坐著，他們會經歷像地獄般的感覺，假使我對某個人這麼說，他會說：「只是靜靜坐著，什麼也不做？」就好像對「做」著了魔似的，他說：「至少給我一個咒語，讓我可以默默地誦唸。」他需要被一些東西占據，只是靜靜坐著似乎是困難的。

不做任何事的靜靜坐著——這是可能發生在一個人身上最美的事情。阿撒那表示一個放鬆的姿勢，你是如此放鬆在其中，是這麼的平靜，以致於一點兒都不需要移動身體，突然間，在那個片刻你超越了身體。

當身體說：「你現在看一看，有螞蟻在你身上爬」時，它是在將你往下拉；或者你突然感覺一股強烈的欲望想要抓一抓，感覺到癢，身體在說著：「不要去得太遠，回來，你要去哪裡？」這是因為意識正在往上移動，漸漸地遠離身體的存在，身體開始反叛：「你從未做過這種事！」身體為你帶來了問題，因為只要問題出現，你就必須回來。

身體正在要求你的注意：「給我你的注意力」，它會創造出痛，創造出癢，你會覺得想要去抓，突然，身體不再是平常的，它正在起反感，這是一個身體的謀略，你正被叫回來：「不要走得太遠，要成為被占據的，留在這裡，繼續被身體和地球拴住。」你正往天空移動，而身體感到害怕。

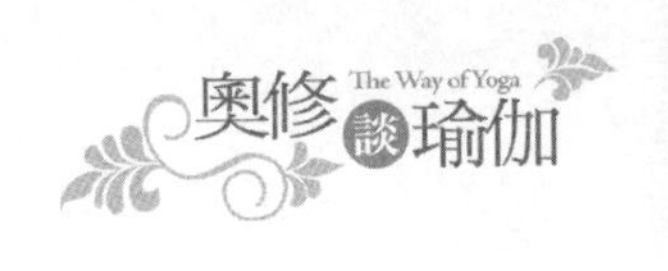

阿撒那只會來到一個過著自我約束、固定作息、規律性生活的人身上，只有那個時候，姿勢才是可能的。屆時你就可以純粹的坐著，因為身體知道你是一個有紀律的人。如果你想要坐著，你就會坐著，沒有什麼能來反對你，身體可能繼續說著話……漸漸地它會停止，因為沒有人在那裡聽它的。這不是抑制，你不是在抑制身體，相反的，身體在試圖抑制你；這不是抑制，你並沒有告訴身體去做任何事，而純粹只是在安靜休止的狀態。

然而身體不知道任何歇息，因為你從未給過它，你總是靜不下來。阿撒那意謂著一個深深的止息狀態，假如你可以這麼做，許多事情對你來說將會變得可行。

假如身體可以靜止，你能使呼吸規律，你就會朝向更深處移動，因為呼吸是身體和靈魂之間、身體和頭腦之間的橋樑。如果你可以使呼吸規律——「波羅那閻」（pranayam），你就有了超越頭腦的力量。

你可曾注意到，每當頭腦狀態改變，呼吸的頻率馬上改變？假如你做相反的事，假如你改變呼吸頻率，頭腦必定會馬上改變。當你生氣時，你不可能靜靜地呼吸，否則憤怒將會消失。試試看，在你感到生氣時，你的呼吸混亂，它變得不規律、失去所有的韻律、節奏，變得吵雜、無法安靜下來，它已經不再和

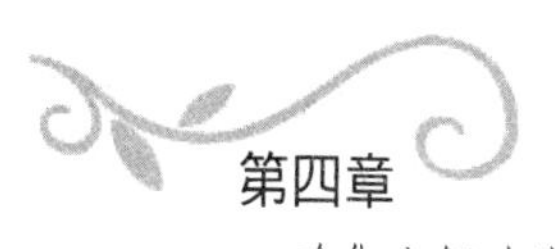

諧，一個不和諧的音開始出現，調和失去了。再試試看：每當你變得生氣時，放鬆並且有韻律地呼吸，突然間，你會感覺憤怒消失了。沒有了身體特定形態的呼吸，憤怒不可能存在。

當你做愛的時候，呼吸會改變，會變得猛烈；當你極度充滿性慾時，呼吸改變了。性具有一些暴力，據說愛人們會互咬對方，甚至傷害彼此。假如你觀看兩個人在做愛，你將會看到某種爭鬥正在進行著，有一點暴力在其中，兩個人的呼吸混亂，沒有韻律、不和諧。

在譚崔中，有許多關於性的事情被實驗過，對於性的轉化，他們針對呼吸的韻律做了很多研究。譚崔發展出許多改變呼吸節奏的技巧。如果兩個愛人在做愛的時候，能夠保持和諧一致、有節奏的呼吸，讓兩個人都有同樣的韻律，那將不會有射精，他們可以做愛好幾個小時，因為只有當呼吸沒有韻律時射精才有可能，只有那個時候身體才能將能量丟出。

假如呼吸是有韻律的，身體吸收了能量，就絕不會把它丟出去，那麼你能夠做愛幾個小時，不會失去能量；相反的，你會獲得能量。倘若一個女人愛著一個男人，而這個男人也愛著她，他們將幫助彼此再次充滿能量，他們是相反的兩種能量。當相反的能量相遇並撞擊出火花，會為彼此充電，否則能量是浪費掉的，所以在做完愛後，你會覺得有一點被騙了，空有這麼多的承諾，然而什麼也沒來到你手上，你的雙手還是空空的。

在姿勢之後是「波羅那閻」——呼吸調節。觀察幾天並且留意：當你變得生氣，你的呼吸節奏如何？是吸氣比較長還是呼氣比較長，或者是一樣的？還是吸氣非常短而呼氣非常長；或呼氣非常少而吸氣非常長？觀察吸氣和呼氣的比例。當你被激起情慾時，觀看並且留意；當你靜靜地坐看夜晚的天空時，周遭的一切都是寧靜的，注意你的呼吸是如何運行的；當你感覺充滿慈悲時，注意觀察呼吸並且將它記錄下來。只要做出你呼吸的圖表，你就會知道許多重要的事情。

呼吸調節並不是某種可以被教給你的東西，你必須自己去發現，因為每個人都有不同的呼吸韻律，每個人的呼吸及其韻律，和他們的指紋一樣是不同的。呼吸是個別現象，那就是為什麼我從未教導這個部分，你必須去發現自己的韻律，你的韻律可能不適用於其他人，或者，甚至可能對他人有害。「你的」呼吸韻律必須由你自己去發現。

這並不困難，不需要去問任何專家，只要整理出你一個月的所有情緒、心

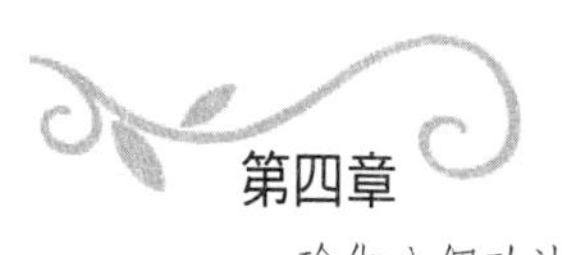

境的呼吸圖表，就會知道在哪一種韻律下，你感到最安心、最放鬆、處於深深放開來的狀態；在哪一種韻律下，你感到安靜、沉著、鎮定、冷靜；在哪一種韻律下，讓你突然間感覺到喜樂，充滿著某種未知、滿溢的品質，在那個片刻你擁有這麼多，你可以將能量給與整個世界而不會被耗盡。

去感覺並且注意看，當你覺得與宇宙合而為一時，當你感到那個分離不再，當連結的橋樑存在，當你覺得與樹、與鳥、與河流、岩石、海洋和沙是一體的時候——注意看。你將會發現你的呼吸有許多韻律，有極大的幅度，從最狂暴、醜陋、悲慘的地獄，到最寂靜的天堂。

當你找到了你的呼吸韻律，加以練習，使它成為你生活的一部分，漸漸地它會潛入無意識，之後你就只會以那種韻律呼吸。在那種呼吸韻律下，你的生活將會變成瑜伽行者的生活，你不會生氣，不會感覺到如此具有性慾，不會感覺充滿怨恨，突然間，你覺察到有一種變化正發生在你身上。

波羅那閻是曾發生在人類意識中最偉大的發現之一，與之相較，登上月球根本不算什麼，那看起來是很令人興奮，但根本沒什麼，因為縱然你去到了月球，在那裡你要做什麼？即使你到了月球，你還是會和過去一樣，你會做你現在在這裡所做的一樣的蠢事。

呼吸調節是一個內在的旅程，它是絕無僅有的八個功法中的第四個，在這裡，有一半的旅程已經完成。一個已經學習了呼吸調節的人，是透過他自己的發現和警覺而學到的，並不是從老師那兒學來的，那是假的東西，我不贊同這種學習。一個已經學到本性韻律的人，已經抵達目的地的一半。波羅那闍是最重要的發現之一。

回歸本性

在呼吸調節之後，是「婆堤亞呵」（pratyahar）——回歸。婆堤亞呵和基督教的悔改是一樣的，事實上在希伯來文中，悔改（repent）是回歸（return）的意思，不是悔改而是回歸、恢復原狀。回教的「脫巴」（toba）不是悔改，不過那同樣也染上悔改的含義，「脫巴」同樣也是回歸、回來的意思。婆堤亞呵也是回歸、回來的意思，是進入、轉入、回到家。

回歸只可能在呼吸調節之後，因為呼吸調節會給你韻律，現在你知道整個呼吸韻律的範圍，你知道在哪一種韻律下你是最靠近家，在哪一種韻律下你離自己最遠。當暴力、性慾、憤怒、妒忌、占有出現，你會發現你遠離了自己；在

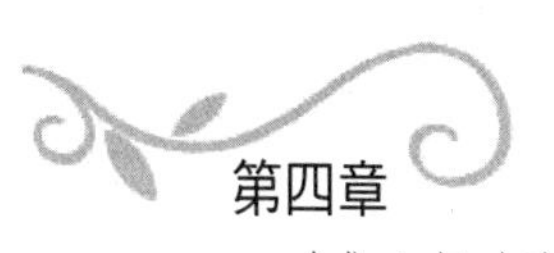

慈悲、愛、祈禱和感恩之中，你會發現自己靠近了家。在呼吸調節之後，回歸才是可能的。現在，你知道了道路，你已經知道如何回到原處。

然後是「陀羅那」（dharana）**——專注**。在婆堤亞呵之後，你已經開始往回走，更靠近家、更靠近你最內在的核心，到達你本性的大門；回歸帶你靠近大門，呼吸調節是從外到內的橋樑，婆堤亞呵是回歸這扇大門；然後是陀羅那——專注。現在，你已有能力將頭腦帶到一個目標上。首先，你給身體方向，給生命能量方向；現在，你給你的意識方向，意識不被允許隨處去、到處走，它必須被帶往目標——專注，你將意識固定在一個點上。

當意識被固定在一個點，思想就終止。只有當你的意識繼續從這裡到那裡、從那裡到其他某個地方搖擺不定時，思緒才有可能存在。當你的意識像猴子不斷地跳個不停時，就會有許多念頭出現，而你整個頭腦就只是充滿了一幫群眾，像個菜市場。現在，有一個可能性，在呼吸調節、回歸之後，有一個你可以專注在一個點上的可能性。

假如你能夠專注在一個點上，「迪揚」（dhyan）**——靜心才可能來到**。在專注中，你將頭腦帶到一個點；在靜心中，你又丟掉那個點。現在你已經完全歸於中心，沒有什麼地方要去了。假如你要前往任何地方，那就是往外走，即便是那個要專注的唯一思想，也是某種外在於你的東西，客體存在著，你並不是單獨的，有「二」在那裡，即使在「專注」中也是二：這個專注的對象和你。在專注之後，這個客體必須被丟掉。

所有的廟宇只能夠帶領你到專注，它們無法帶領你超越它，因為所有廟宇都有客體在裡面：神的影像是一個去專注的對象。所有的廟宇只帶領你到專注，那就是為什麼宗教走得愈高，廟宇和肖像反而消失了；它們必須消失，廟宇必須絕對的空，只有你在那裡，沒有其他人、沒有對象，只有純粹的主體性。

迪揚是純粹的主體、禪定，它不是指去冥想某件事，假如你是在冥想什麼，那就是專注。專注意謂著有什麼讓你專注在上頭；迪揚是靜心，沒有什麼在那裡，一切都被丟掉了，你處於一個強烈覺知的狀態，客體已經被丟下，可是主體還未掉入沉睡中。深深地專注，沒有任何客體存在，是歸於中心的，只不過「我」的感覺還存留著，它將會徘徊；客體已經不在了，但是主體還在那裡，你仍然感覺到「你是」。

這並不是自我（ego）。梵文中有兩個字：「阿漢卡」（ahankar）表示「我

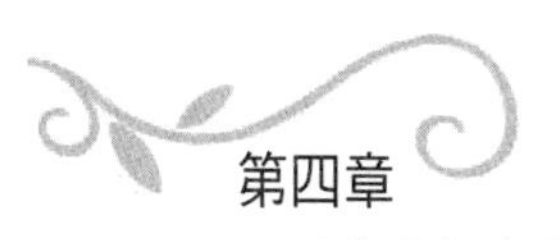

是」（I am）；而「阿悉彌塔」（asmita）表示「是」（am），就只是「在」，沒有自我存在，只有影子還在。你仍然感覺到有那麼一點的「你是」，它不是一個思想，倘若這個「我是」是一個思想，那就是自我。在靜心中，自我已經完全消失，只有在——一個像影子般的現象，一個徘徊在你周圍如感覺，一個只在早晨徘徊在你周遭如薄霧般的東西。處於靜心中，就是早晨，太陽還未升起，霧濛濛，「是」、「在」還在那裡。

到了這裡你還是可能往回掉，一個輕微的打擾——某人開始說話，而你去聽，靜心就消失了，你已經回到專注的階段；倘若你不只是聽，還開始想到相關的事情，甚至連專注也不見了，你已經回到了婆提亞呵；如果你不只是思考，還變得與思想認同，回歸也消失了，你掉回呼吸調節；若這個思想已經太過充斥於你，連你的呼吸韻律也喪失，呼吸調節已經失去了，你已經掉回姿勢；假如思想和呼吸是這麼使人心神不寧，那麼身體開始晃動或變得靜不下來，姿勢也消失了。

它們是息息相關的。

一個人是可能從靜心掉下來的，靜心是這世上最危險的點，是一個你可以往下掉的最高點，你可能跌得一塌糊塗。

有一個印度字「yogabhrasta」（bhrasta意指過失、遠離、墜落）：一個從瑜伽掉落下來的人。這個字非常奇怪，它既褒且貶，當我們說某人是個瑜伽行者（yogi），那是一種極度的讚賞；當我們說某人是個「yogabhrasta」，它同時也是譴責：這個從瑜伽掉落的人。這個人大概在前世到達了靜心的點，之後又失敗了。從靜心的點，這個回到世界的可能性還在那裡，這是由於「是」、由於「在」。這個種子還存活著，它可能在任何時候萌芽，因此旅程還未結束。

當「是」也消失，當你不再知道「你是」——當然你存在，但是已經沒有了映射，沒有了「我是」，或者「在」，然後三摩地發生了，神遊、狂喜發生了。三摩地是彼岸，之後人不可能回來，三摩地是一個不返回的點，沒有人從那裡掉落，一個居三摩地之人是一個神，我們稱佛陀神、稱馬哈維亞神。

一個置身三摩地之人已經不再是這個世界的，他不屬於這世界，他是個局外人，他的身體也許在這裡，可是他的家是在其他地方；他也許身在地球上，但是他已經不在地球上了。據說三摩地之人，他是活在世界裡，然而這個世界不活在他裡面。

這些同時是八個步驟、八個分支。稱為分支是因為它們是如此相互關連，非常有系統地聯繫在一起；稱為步驟是因為你必須一個一個的經歷，你不可能隨便從任何一個地方開始，你必須始於自我約束。

現在要再說說幾件事，這是派坦加利極為核心的現象，你必須多了解幾件事。自我約束是你與他者之間的橋樑，意謂著約束你的行為舉止，是介於你與他者、你與社會之間的一個現象，它是一個更有意識的行為舉止：你不無意識的做反應，不會反應得像個機械裝置、像個機器人，你變得更具意識、更有覺知，僅僅在絕對必要時你才會反應，然後同樣的，你會試圖讓那個反應成為回應，而不再只是反應。

回應與反應是不同的，第一個差異是：反應是習慣性的、自動的；而回應是有意識的。某人羞辱你，你馬上就反應了，你辱罵他，沒有任何片刻的間隙去加以了解——這就是反應；一個自我約束之人將會等待，會去聽聽這個羞辱並且想一想。

葛吉夫曾經說他的一生會改變，是因為他的祖父在臨死前，當時他只有九歲，祖父把他叫到床前並且告訴他：「我是個窮人，所以我沒有什麼東西可以給你，但是我想要給你什麼。唯一我一直像寶藏一樣攜帶著的東西就是這個，這是我父親給我的，你還很小，可是記住這個，有一天你就會了解，因此只要記住，現在我不指望你能夠了解，如果你不忘記，假以時日你會了解。」這就是他留給葛吉夫的：「假如某個人羞辱你，二十四小時之後再回答他。」

它變成一種蛻變。你怎麼可能在二十四小時之後做反應？反應需要的是即時，葛吉夫說：「某人侮辱我，或某人會說些什麼錯的，而我必須說：『我明天會再回來，只有二十四小時之後，我才被允許回答，我已經答應了我的祖父，他已經死了，這個承諾沒有辦法收回。但是我會回來的。』」

對方大概是震驚的，他可能無法理解是怎麼回事，然而葛吉夫會去想想那些話，他想得愈多，它們看起來愈是沒有用處。有時他會覺得這個人是對的，他所說的都是真的，然後葛吉夫會去找他並謝謝他：「你揭露了某些我所沒有覺知到的事。」有時他會知道那個人是徹底錯的，而當這個人是完全錯的，為什麼要在意？沒有人在意謊言；既然你感覺受傷害，則必定有某些實情在裡面，否則你不會覺得受傷，那麼同樣的，去在意也沒什麼道理。

他說：「這種事發生很多次了，我照祖父的方法去做，漸漸地，憤怒消失了。」不只是憤怒，漸漸地，他覺知到同樣的技巧可運用在其他情感上，之後每一個都消失了。葛吉夫是最高峰之一，是這個時代已經成道者之一，他是一個佛。他整個旅程開始於非常小的一步——對於一位垂死老者的承諾，改變了他的

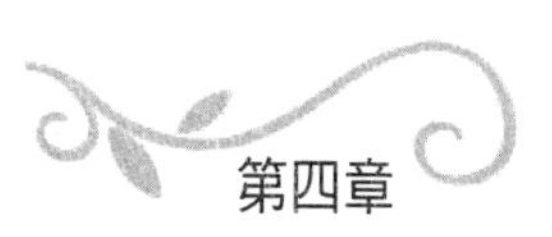

一生。

自我約束是你和他人之間的橋樑，有意識的活著，有意識的與人們相處；再來是固定儀式和姿勢，它們與你的身體有關；接下來的呼吸調節又是橋樑，跟自我約束一樣是你和他者之間的橋樑，下兩個是為了另一橋樑的準備工作，你的身體透過固定儀式和姿勢已經準備好，再來的呼吸調節是身體和頭腦之間的橋樑；然後回歸和專注是頭腦的準備工作；再來靜心又是橋樑，它介於頭腦和靈魂之間；最後三摩地是達成。它們彼此連結成一條鏈，這是你整個一生。

你和他人的關係必須改變，你連結的方式必須轉化，假如你繼續沿用過去的模式與他人相處，就不可能有所改變——你必須改變你的關係。注意看，當你和妻子、朋友或你的孩子在一起時，你的行為舉止如何，改變它，在你的關係中有許許多多的事情要加以改變，那就是閻——自我約束。由於無知，一個人還繼續在勉強和抑制；記住，永遠帶著了解來做每一件事，就絕不可能傷害自己或他人。

閻是在你周圍創造出調和的環境，假如你對每個人都帶有敵意，抗爭、怨恨、憤怒，你怎麼能夠往內在移動？這些東西不會允許你動彈，你會被這些表面的東西所妨礙，往內的旅程將是不可能的。在你周圍創造出調和、友善的環境就是自我約束，當你與他人的相處是美麗的、有意識的，在你往內的旅程中，他們就不會為你創造出問題，他們會變成助力，不會阻礙你。

假如你愛你的孩子，那麼當你在靜心時，他將不會打擾你，他會告訴其他人說：「保持安靜，爸爸在靜心。」倘若你不愛你的孩子，你只會生氣，那當你在靜心的時候，他將會創造出各種麻煩，他無意識的想要報復。若你深愛你的妻子，她會有助於你，否則她不會允許你禱告，不會允許你靜心，因為你正在走出她的控制。

我每天都看到這樣的事情發生——丈夫變成桑雅士，而妻子跑來哭訴：「你對我的家庭做了什麼？你已經毀了我們了。」然後我就知道這個先生並不愛太太，否則她將會很高興，她大概會慶祝她的先生已經成為靜心的。可是他並不愛她，而現在不只是他不愛她了，他正在往內走，所以未來也不會有任何愛她的可能性；也就是說，根本不會有來自他的任何愛了。

假如你愛一個人，這個人永遠都會有助於你的成長，因為他或她知道，你愈是成長，你會愈有愛的能力。他們知道愛的滋味，而所有的靜心將會幫助你以各種方式愛得更多、更為美麗。不過，現在每天都在發生的卻是——每個人都在努力要控制他人。

自我約束之人會控制自己而不是他人，對於其他人，他給與自由。而你試圖去控制的是他人，從來就不是你自己。自我約束之人控制自己而給與他人自由，他是如此充滿愛，因此他可以給與自由；他是如此的愛自己，所以他約束自己。這必須加以了解：他這麼的愛自己，所以沒有辦法浪費他的能量，他必須給它們一個方向。

再來，固定儀式和姿勢是針對身體的。規律的生活非常有益於身體健康，因為身體是一個機械裝置，倘若你的生活不規律，你會讓身體困惑。今天你在一點時吃飯，明天十一點，後天十點……你把身體弄糊塗了。身體裡有一個生物時鐘，它依照模式運作，如果你每天在同一個確切的時間用餐，身體會一直在一種她了解所發生為何事的狀態中，她會為此準備好，胃液會在準確的時間在胃裡流動。

否則，每當你想要進食，你是可以這樣做，然而胃液將不會流動，假如你吃進食物而胃液不流動，食物會變得冰冷，消化就會有困難。胃液必須在食物是熱的時候準備好去接收，這樣吸收就會馬上開始。倘若胃液是準備好的，食物可以在六小時後被吸收；假如胃液沒有在等候，消化吸收將會需要十二到十八小時。

那樣你就會感到沉重、昏昏欲睡，於是食物雖然給了你元氣，可是卻不純淨，感覺起來像是一個重量壓在胸口上，你以某種方式在撐著自己、強迫自己。食物可以變成純淨的能量，只是這需要規律的生活。

你每天十點上床睡覺，身體會知道，身體會絲毫不差的在十點時，給你個警報。我不是說滿腦子執著於這個想法，即使你親人面臨垂死，你也在十點睡覺，我不是這個意思。不過人們是可能變得過於執著的……不要創造出執著。

有許多關於康德（Immanuel Kant）的故事，他執著於規律性而變得瘋狂。他有固定的日常作息，非常固定，還以秒計算，固定到倘若訪客到來，他會看看時鐘，而不對客人說任何話，因為說話會花時間，他會跳上床，蓋起毯子就睡覺，而這時訪客正坐在那裡！

僕人會前來說：「現在請你離開吧，因為他的睡覺時間到了。」這個僕人變得如此與康德同調，以致於根本不需要說「飯菜準備好了」，也不需要說「現在去睡覺吧」，只需要告知他時間就夠了，僕人會進到房間說：「先生，十一點了。」根本不需要說別的。

康德規律到這個僕人變成了發號施令的人，他總是在威脅說：「如果你不調

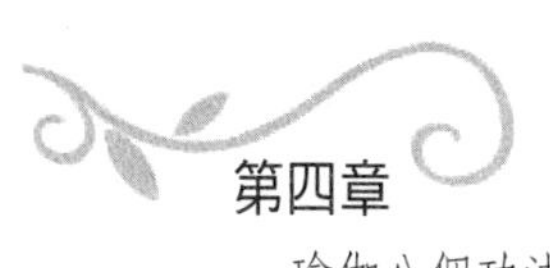

薪的話，我就要離開。」然後薪水馬上就會被調漲，因為一個新僕人將會搞亂整個日常作息。他們曾經試過一次，有一個新人來工作，但是結果根本就是不可能的，因為康德是個一秒接著一秒過生活的人。

他是個優秀的老師，也是位優秀的哲學家。有一天下了雨，路是泥濘的，他要前往大學，而一隻鞋子陷在泥淖中，因此他把它留在那裡，他穿著一隻鞋子走完剩下的路，否則他就會遲到。據說在科尼斯堡的大學附近，人們看到他都會對時，因為他所做的每一件事都嚴守時刻。

一個新鄰居買了康德家旁邊的房子，並且開始種植新樹。每天傍晚五點整，康德習慣性地來到屋子的那一側，坐在窗戶旁看著天空。後來他生病了，病得相當嚴重，但醫生卻無法在他身上找到任何毛病，因為他又是如此的規律，所以他真的很健康，他們找不出任何毛病，診斷不出他的問題。

這個僕人說：「不用費心思了，我知道原因，是那些樹侵入並干擾了他的規律，現在他無法去到窗邊坐在那裡看天空，觀看天空已經不再可行。」這個鄰居最後被說服了，砍掉這些樹之後，結果康德就好了，疾病消失無蹤。

這就是執著，你不需要執著，每一件事都必須帶著了解去做。

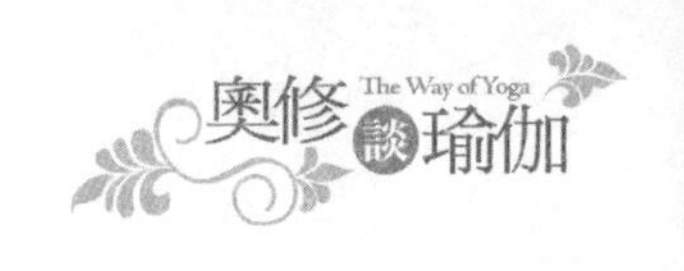

尼闍和阿撒那是規律性與姿勢，它們是針對身體的。一個控制下的身體是個美麗的現象，一股控制了的能量散發著光與熱，總是滿溢、總是活生生的，從來不會晦黯、不會了無生氣，然後身體也變聰明、變得有智慧，身體以一種新的覺知散發著光與熱。

再來的呼吸調節是橋樑，深入的呼吸是頭腦到身體的橋樑，你可以透過呼吸改變身體，也可以透過呼吸改變頭腦狀態。婆堤亞呵和陀羅那表示回歸到家和專注，屬於頭腦的轉化。然後靜心再次是橋樑，它是從頭腦到本我（self）或無我（no-self），不管你選擇怎麼稱呼都可以；它是兩者，靜心是到達三摩地的橋樑。

社會就在那裡，從社會到你之間有一座橋樑，那是自我約束；身體在那裡，為了身體，而有規律性和姿勢；再來又是橋樑，因為要從身體到不同向度的頭腦，所以有了呼吸調節；再來是頭腦的訓練，回歸到家和專注；然後又是橋樑，最後的橋樑——靜心；之後你就到達了目的地——三摩地。

三摩地是個美麗的字眼，意謂著一切都得到了解答，它也是「三摩丹」（samadhan），每一件事都被達成了的意思。現在已經不再有欲望，沒有留下什麼要被達成的，沒有彼岸，你已經回到家。

第五章 體驗姿勢和呼吸

瑜伽是最自然的，
每個人最自然的欲望就是安適；
永遠都要聽從你裡面
自然、本能的機制。

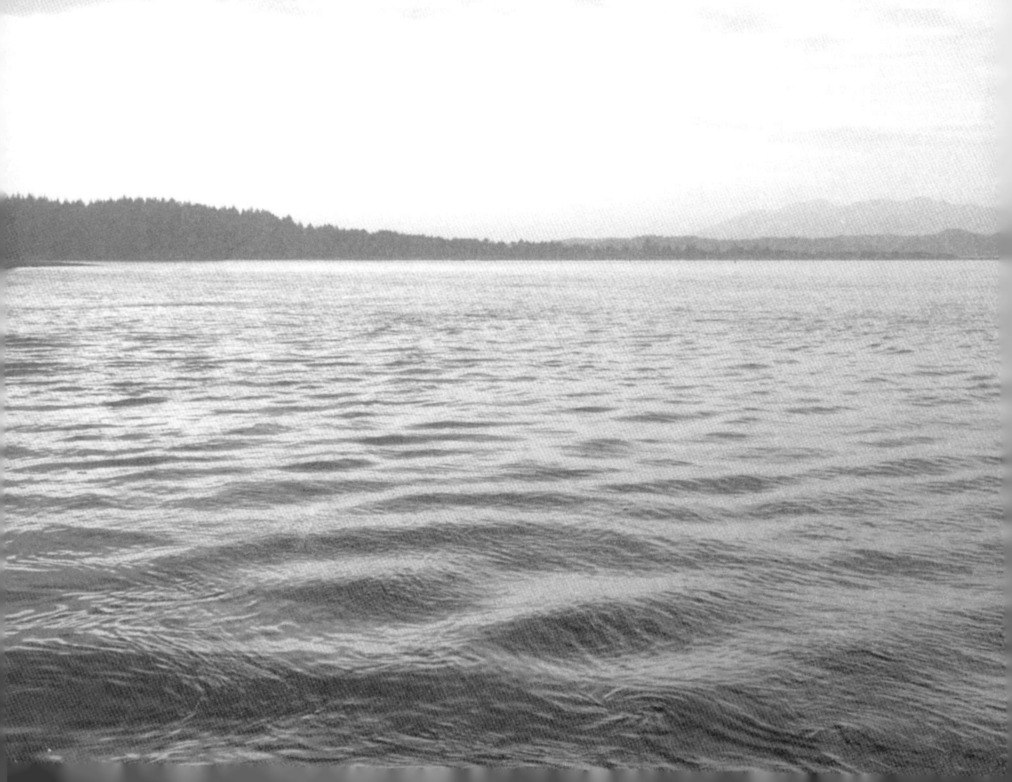

姿勢應該要平穩、舒適，
放鬆、拋掉努力，並靜心於無限的，那姿勢就被你掌握了；
當姿勢被掌握，因二元性而產生的騷擾不安就會終止。
呼吸控制是完美的姿勢之後的步驟，
你可以在吸氣和呼氣時持住氣，或者突然停住呼吸；
控制呼吸的持續時間和頻率取決於時間和地點，
然後呼吸會變得更綿長且細微。
呼吸控制的第四個領域是內在的，它超越了其他三個領域。

不久前，我閱讀了一則古老的印度傳說，那是關於一位樵夫的寓言：

有一個年邁的樵夫，正把一堆又大又重的木頭扛在頭上，從森林扛回到鎮上，他的年紀很大了，所以他非常疲累，不只是因為這些日常工作，還為了生活本身。

生活對他而言並不具什麼意義，只不過是一日復一日疲憊乏味的循環，一大清早去到森林，整天砍著木頭，然後在傍晚前扛著重重的木頭回到鎮上。除了

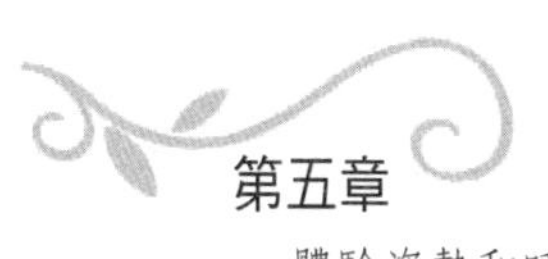

這些，他沒辦法想到其他任何事，這些就是他生活的全部了，他覺得厭煩，生命之於他從來不是一件有意義的事，它不具任何含義。

特別是那一天，他非常辛勞又疲憊，扛著重物、拖著疲勞不堪的身子，幾乎難以呼吸，突然間，他扔下了這堆木頭。這種片刻會出現在每個人的生命中，當一個人想要丟下重擔時。他丟下的不只是那捆木頭，這個動作是一個象徵性的舉動：他隨著丟下木頭也丟下了他的一生，他跪跌在地上，看著天空說：「啊！死神啊！你去找所有人，但為何不是我？我還要經歷多少苦難？還要背負多少重擔？我受的懲罰還不夠嗎？我到底是犯了什麼錯？」

他簡直無法相信他的眼睛——突然間，死神出現了！這個樵夫非常震驚地看看四周，不管他說了什麼，那都不是他的本意！而且他從未聽說過這樣的事——你呼喚死神，死神就出現！

死神說：「你叫我嗎？」

這個老人突然間忘掉所有的消沉和疲憊，以及一生死氣沉沉的日常作息，他跳了起來並且說：「是的……是的，我叫了你，拜託，請你幫我把這堆木頭、這個重擔放回我頭上好嗎？這裡沒有其他人，所以我才叫你的。」

有一些片刻，你會對生活感到厭煩，有一些片刻，你會想要尋死，然而死亡是一件藝術，你必須學習。厭倦於生活，並不表示在內心深處對於生活的欲望已經消失，也許你厭倦某種特定的生活，但你並不是厭倦生活本身。

每個人都變得厭煩於一種特定的生活——沉悶的作息、乏味的循環、重複的事物，可是你厭倦的並非生活本身；倘若死神來臨，你會跟這位樵夫做一樣的事，他的所作所為絕對合乎人性，不要嘲笑他。有很多次，你也想過要跟這些不斷持續的無稽之事一起被終結，何必要繼續下去？不過，倘若死神真的突然出現，你不會是準備好的。

對於死亡，只有瑜伽行者能夠準備好；瑜伽行者知道，只有透過自願的、心甘情願的死亡，無垠的生命才能達成。只有瑜伽行者知道死亡是一扇門，而不是結束。事實上，死亡是個開始；在它的另一邊，神性的無窮盡對你打開了。越過死亡，你首次真正的、真實地活著，不只是胸口生理的部分在跳動著，「你」也在鼓動著，你不只為了外在事物而興奮，也因為內在的本性而狂喜不已，豐富的生命、永恆的生命穿越死亡之門而來。

每個人都會死，可是那個死亡並非自願，是被強迫的，你並不樂意，你抗拒著、哭泣著、悲歎著，寧可在地球上、在身體裡苟延殘喘久一點。你在害怕，除了黑暗、除了終點，你看不到其他東西。所有人都不情願地死去，因此那個死亡並不是一扇門，在那個時候，你是帶著恐懼闔上雙眼的。

對於走在瑜伽道路上的人，死亡是一個心甘情願的現象，他們意欲著它的到來。這不是自殺，他們並非反對生命，而是為了更偉大的生命；他們為了更偉大的生命而獻祭出自己的生命，為了更偉大的本我而獻祭出自我，同時也為了至高的真我而奉獻出他們的本我，他們持續為了這無限的而獻出那有限的。這就是成長的所有含義：為了那個只有在你空掉時、當你不擁有任何東西時才可能出現的，獻出你的所有。

派坦加利的整個藝術是如何到達那個境界，到達那個你能夠無所抗拒、心甘情願地死亡、樂意臣服的境界。這些經文是準備工作，是為了死亡的準備工作，是為了進入更偉大的生命的準備工作。

放掉努力

姿勢應該要平穩、舒適。

派坦加利的瑜伽被嚴重地誤解且錯誤地詮釋。他並非體操選手，可是瑜伽看

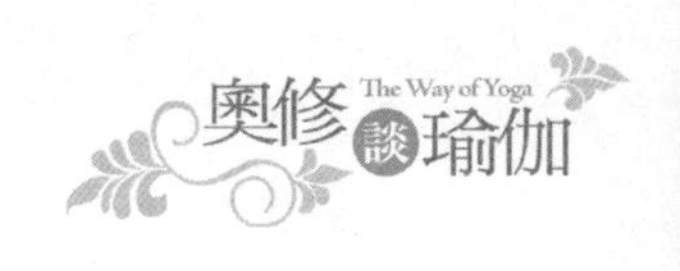

起來卻像是體操；他沒有反對身體，沒有教導要扭曲身體，他教導的是身體的優美。他知道，唯有在一個優美的身體中，優美的頭腦才能夠存在；唯有在一個優美的頭腦裡，才可能有優美的本質；而唯有在優美的本質中，那個彼岸……一步一步的，更深入且更高的優美必須被達到。身體的優美就是派坦加利所稱的阿撒那——姿勢，他不是被虐待狂，他並非教導你去折磨身體，他甚至一丁點兒都不反對身體，所以怎麼可能這麼做？他知道身體是奠基石，假如你錯過了身體，假如你不訓練它，那麼更高的訓練是不可能的。

身體就像樂器，必須正確地調音，只有這樣，更高層次的音樂才能產生。倘若樂器沒有恰當的形體和秩序，那你怎麼能想像或期待美妙的合音出現？只有不協調的聲音會出現。身體是一個樂器。

姿勢應該要平穩，而且要非常的喜樂、舒適，絕對不要試圖彎折身體，也絕不要嘗試做出不舒適的姿勢。

對於西方人來說，以蓮花坐姿坐在地板上是困難的，他們的身體沒有經過這樣的訓練，不需要因此而煩惱！派坦加利不會強加那個姿勢給你。在東方，從出生開始，人們就用這種方式席地而坐，小孩子們是坐在地板上的；在西方、在所有寒帶國家，需要有椅子，地板太冷了。沒有必要為此擔心，看看派坦加利對姿

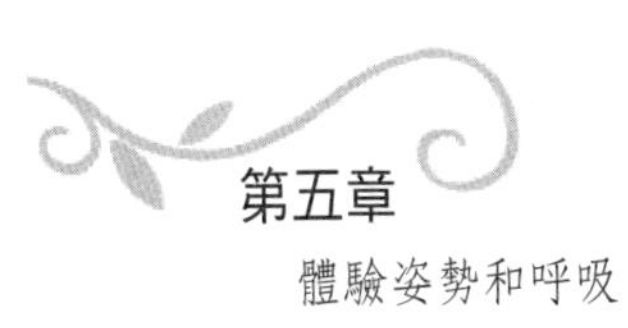

勢所做的定義，你就會了解……它應該要平穩且舒適。

如果坐在椅子上，你感覺平穩舒適，那絕對沒有問題，不需要嘗試蓮花坐姿，沒有必要強迫你的身體。事實上，假如一個西方人試圖要做到蓮花坐姿，那將要花六個月去強迫身體——而這是一種折磨。沒有這個必要，派坦加利沒有以任何方式試圖幫助或說服你來折磨身體，你「可以」用一個痛苦的姿勢坐著，但那不會是派坦加利的瑜伽。

姿勢應該是那個可以讓你忘卻身體的。舒適是什麼？當你忘記了身體，就是安適的；當你不時地惦記著身體，就是不舒適的。所以不管是坐在椅子上或是地上，都不是重點，重點是要舒適，因為假使你的身體不舒服，你就不可能渴望那個屬於更深層的祝福。倘若第一層就錯過，所有其他層面就關閉了。如果你真的想要快樂、狂喜，那麼從一開始就成為喜樂的，對於想要達到內在狂喜的人來說，身體的安適是基本的需求。

姿勢應該要平穩、舒適。

每當一個姿勢是舒服的時候，它一定是平穩的。倘若姿勢不舒適，你就會坐立不安；如果姿勢不舒服，你就會不斷地變換。姿勢如果真的很舒適，那為什麼會坐立不安、無法靜下來，一再地變換姿勢？

記住，一個對你來說是舒適的姿勢，不見得對你的鄰居也是舒適的，所以絕對不要把你的姿勢教給任何人。每個人都是獨一無二的，某種對你來說是舒適的東西，也許對其他人來說是不舒服的。

每具身體都必須是獨一無二的，因為它們正攜帶著獨一無二的靈魂。你的指紋是獨特的，你不可能在其他地方找到指紋與你一樣的人，即使在未來也絕不會有人的指紋跟你一樣。指紋沒什麼，不具意義，不過卻是獨一無二的，那表示每個人都攜帶著一個獨一無二的本性，你的指紋都如此的與眾不同了，你的身體也必定是不同的。

絕對不要聽從任何人的建議，你必須找到自己的姿勢，不需要找任何老師學習，你舒適的感覺就是老師。假如你要嘗試，你可以在幾天之內，試試所有你知道的姿勢、所有你可能坐著的方式；有一天，你將會碰巧發現那個正確的姿勢，就在你感覺正確姿勢的那個片刻，你內在的每一件事都會變得沉寂平靜。沒有人可以教你，因為沒有人能夠知道你身體的和諧，沒人能知道它會在何種姿勢下，感覺到完全的平穩舒適。

試著找出你自己的姿勢，找出你自己的瑜伽，絕對不要遵循規則，因為

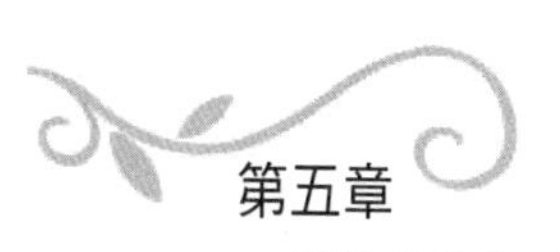

規則都是平均數。在某個城市裡有一百萬人，有人是一百五十二公分高，有人一百六十七公分，也有人是一百八或一百九十八公分，包括小孩子在內的一百萬人，你將他們的身體全部加起來，再將一百萬人的總身高除以一百萬，就可以得到一個平均高度。它有可能是一百四十二公分或其他數值，假如你去尋找這個擁有平均身高的人，你會找不到，平均數值的人從來就不存在。

平均值是世界上最不真實的，沒有人是平均值，每個人都是他自己；平均值是數學的，它不是真實的、不是實際的。

所有規則都是為了平均值而存在，它們有助於了解特定的東西，只不過絕對不要遵循這些規則，否則你會感到不舒服。一百四十二公分是平均值，現在你的身高是一百五十二公分，高了十公分，要把身高變矮嗎？那是不舒服的！用一種讓你看起來是平均身高的方式走走看，你將會變成一個醜陋的現象，一個駝子，你會看起來像隻駱駝，全身都彎曲著。試著要遵循平均數的人，他將會錯過。

平均數是一個數學現象，而數學在真實中是不存在的，它只存在於人的頭腦。倘若你要在實相中找到數學，你不會找到；那就是為什麼數學是唯一完美的科學——因為它完全不是真實的。

只有在非實相中，你才可能完美。實相並不管你的規則和規律性，實相自行

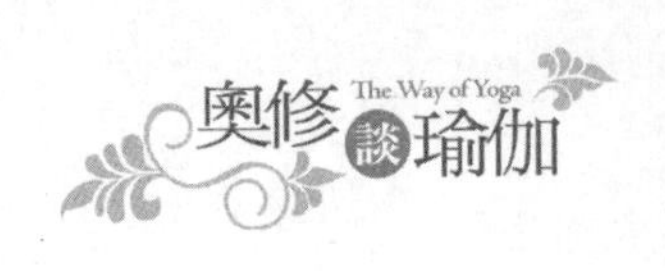

運轉。數學是個完美的科學，因為它是在腦中進行的，它屬於人類，假如人類從地球上消失，數學將會是第一個消失的東西，其他事物也許會繼續，但是數學不可能存在。

要記得，所有的規則、所有的紀律都是以平均值為基礎，而平均值是非關存在性的。不要變成平均值，再說也沒有人可以做到；每個人都必須找到自己的方法，學習平均值會有所幫助——但是不要使它成為規則，讓它只是一個心照不宣的了解，只要了解然後將它忘掉。

平均值就像是一個隱約的指引，而不是絕對精確的老師；它會有所幫助，但就像一張概略的地圖，不是完整無缺的。這張概略的地圖會給與你一些建議，但你必須找出你內在的舒適及安穩，你的感覺才是決定因素。這就是為何派坦加利給了這個定義，是為了讓你發現自己的感覺。姿勢的定義，除了這之外不可能有更好的了：

姿勢應該要平穩、舒適。

事實上，我想要以另一種方式來描述，梵文「Sthir sukham asanam」可以另做他譯：姿勢是那個平穩且舒適的，平穩舒適的就是姿勢，這是更精確的翻譯。當你把「應該」帶入的同時，事情就變得困難了，在梵文中沒有「應該」

存在，可是在英文裡卻出現了。

我查看過許多派坦加利的譯本，上面都說「姿勢應該要平穩且舒適」，但在梵文定義中沒有「應該」。「Sthir」表示平穩；「sukham」表示舒適；「asanam」表示姿勢——就這些了。平穩、舒適的就是姿勢。

為什麼「應該」會進到譯文裡？因為我們想要從中定出規則來。然而它只是一個簡單的定義，一個指標、一條線索，不是規則。要記住：像派坦加利這樣的人絕對不會給你規則，他們不會這麼愚笨，他們只會給你線索、建議，你必須將這個建議解碼，然後納入你的本性裡，你必須去感覺它、找出它，然後你就有了規則，只不過那個規則只針對你，而非他人。

倘若人們可以記得這個，這將會是個極其美麗的世界，因為沒有人會試圖強迫任何人做任何事，沒有人會試圖強加紀律在其他人身上。你的紀律也許被證明有益於你，但對於他人或許會是毒害；你的醫藥沒必要是所有人的良藥，不要繼續將它給別人了。

愚蠢的人總是活在規則中。

聽說穆拉·那斯魯丁正跟著一位優秀的醫師學習醫術，他觀察著這位醫師以

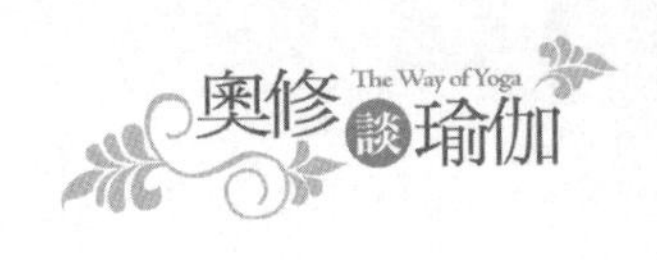

便找出要點，當這個醫師要去巡房查看病人時，那斯魯丁會跟著去。有一天那斯魯丁覺得很詫異，因為醫師執起病人的手，閉上眼睛沉思，然後說：「你吃太多芒果了。」

那斯魯丁感到驚訝，醫師是怎麼透過把脈知道的？他從來沒有聽說過，有誰透過把脈就知道某人是否吃了太多芒果，他覺得迷惑，在回家途中，他問道：「醫師，請你給我一個小小的提示，你是怎麼……」

這個醫師笑著說：「脈搏不可能顯示這個，那是因為我看到病人的床底下有很多芒果，有一些尚未吃完，有一些是吃剩的殘渣，所以我做出推斷。那只是推論罷了。」

有一天這位醫師生病了，因此那斯魯丁必須替代他每天查看病房的工作，他去看了一位新病患，手上把著脈，眼睛閉著沉思了一會兒——完全像他的老師一樣，然後他說：「你吃太多馬了。」

這個病人說：「什麼！你瘋了嗎？」

那斯魯丁苦思不解，他心煩意亂且傷心地回家，這位醫師問他：「怎麼一回事？」

那斯魯丁說：「我也是看了床底下，那裡有馬鞍和其他一些東西，可是馬不在那裡，所以我就想『他吃了太多馬了』。」

這就是愚蠢的頭腦持續遵循的方式。不要再傻了，用極為概略的方式看待這些定義、言論和經文，讓它們成為你領悟的一部分，但是不要試圖完全遵循，讓經文深入你，變成你的聰明睿智，然後尋覓「你的」途徑。所有偉大的教導都是間接的。

如何尋獲這個姿勢？如何得到平穩？首先，留心舒適性，假如你的身體處在極舒適、深度休息、愉快以及特定的安適中，生命本質環繞著你，那些就是評斷的標準，那些應該成為試金石。當你站著時，這可能發生；在你躺著的時候，那也可能發生；當你坐在地板或椅子上時，也有可能會發生。這在任何地方都可能發生，因為那是一個內在安適的感覺，每當它被達成時，你就不會想持續不斷地移動，因為你愈移動身體，就愈會錯過；它發生在一種特定的狀態，倘若你移動，你就是在移離、在擾亂它。

瑜伽是最自然的，每個人最自然的欲望就是安適。每當不舒適的時候，你就會想要改變，這是自然的。永遠都要聽從你裡面自然、本能的機制，它幾乎總是對的。

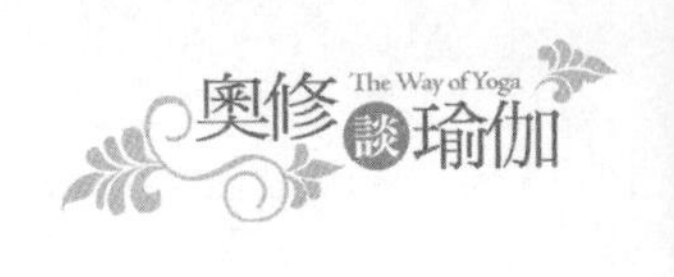

放鬆、拋掉努力，且靜心於無限的，那姿勢就被你掌握了。

美麗的文字，絕佳的指標和線索。假如你想要達到派坦加利所稱的姿勢，放鬆、拋掉努力是第一件事。舒適的、平穩的，身體處在如此深的靜止中，一切都是靜止的；身體是這麼舒適，以致於想要移動的欲望消失，你開始享受安適的感覺，然後身體就變平穩了。

隨著心情的轉換，身體會產生變化；隨著身體的改變，心情也跟著不同。你曾經觀察過嗎？當你去看一齣戲、一場電影時，你觀察過身體變換了幾次姿勢嗎？你曾試著找出其中的關聯性嗎？假如銀幕上演的是激動的情節，你不可能背靠著椅背而坐，你會正坐，脊椎變得挺直；假如是一些無聊的情節，你不激動、心情放鬆，那麼你的脊椎不會挺直。如果上演的是令人不舒服的片段，你會不斷變換姿勢；若是某些唯美的影像，即使你的眼睛也會停止眨動，連那樣的動作也會是一種打擾，沒有任何動作，你變得完全沉穩、寧靜，就好像身體已經消失。

要獲得姿勢的首件事就是鬆掉努力，這是世上最困難的事情之一——最簡單卻也最困難。假如你了解的話，是簡單就可達到的；如果你不了解，就會難以

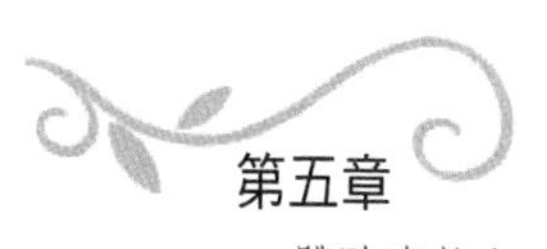

尋獲。這不是練習與否的問題，而是在於你是否了解。

在西方，愛彌兒．庫耶發現了一個特別的法則，他稱之為「反效果」（reverse effect）法則，這是人類頭腦中最基本的事情之一。有一些事情是你想要去做的，但是拜託你不要去嘗試，否則結果將會相反。

例如你睡不著，就不要試圖睡著，假如你試了，睡意將會愈離愈遠。如果你太過努力要睡著，你就不可能入睡，因為所有的努力都不利於入睡，只有當努力不在時，睡意才會來到。

當你不再在乎睡覺與否時，你就只是躺在枕頭上，純粹地享受著枕頭的清涼，或是毯子的溫暖，還有黑暗覆蓋在你周遭像天鵝絨般光滑，你只是享受著……別無其他。你甚至沒有想到睡覺這回事，某些夢穿過頭腦，而你以一種非常睡眼矇矓的方式看著，甚至對它們不太感興趣，因為假如興趣出現，睡意就不見了。你只要保持漠不關心，純粹享受著、休息著、不尋求任何結果，睡意就會來臨。

假如你開始努力，認為睡眠應該要來到，一旦這個「應該」進入，睡覺就幾乎是不可能了，然後你可能整夜都清醒著。假使你睡著，也許是因為你對努力感到厭倦，而當努力不在時——因為你已經做盡一切，已經放棄——睡意就來臨。

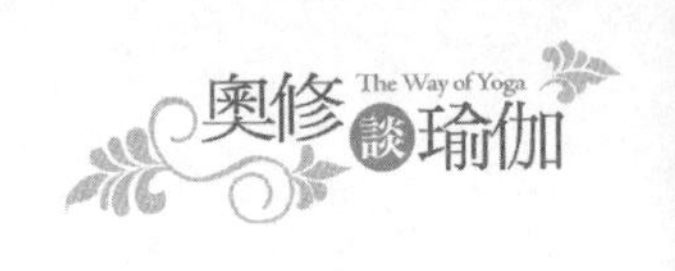

愛彌兒．庫耶發現「反效果」法則是在幾十年前，而派坦加利必定在五百年前就已經知道它，他談到放鬆掉努力，你剛好採取相反的做法，認為應該要做很多努力，才能達到正確的姿勢。派坦加利說：「如果你太過努力，那將不可能實現，『不努力』才會允許它發生。」

努力應該被完全放掉，因為努力是意志的一部分，而意志力違逆臣服。假如你試圖要做某件事，表示你不允許存在來做它，當你放棄了，當你說：「好吧，讓你來吧，如果你傳送睡意，非常好；如果不，也一樣很好。我沒有什麼要抱怨的，關於這點我毫無怨言，你知道的比我多，假如需要傳遞睡意給我，就傳吧；如果不需要，也絕對沒問題，那就不要傳送。拜託！不要聽我的！你的意願應該被執行。」這就是一個人如何鬆掉努力。

不努力是一個偉大的現象，一旦你知道了它，數也數不清的事情將會對你敞開。透過努力，所獲得的是世俗世界；透過不努力，抵達的會是彼岸。透過努力，你絕不可能獲得涅盤，你能夠到達新德里而不是涅盤。

藉由努力，你可以獲得世間事，記住，不經由努力是沒辦法獲得它們的，所以如果你想要獲取更多財富，不要聽我的，否則到時候你會生我的氣，你會認

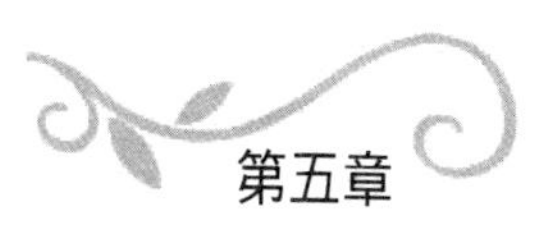

為這個人擾亂了你的一生。他說：「停止努力，然後許多事情就可能發生，」我已經坐著等待了，錢卻還沒來；也沒有人帶著邀請函前來說：「來吧，請你成為這個國家的總統。」

沒有人會出現的，這些愚蠢的事情要透過努力才能達成。

假如你想當總統，你必須為此做盡瘋狂的努力，除非你徹底狂熱，否則你不可能成為國家元首，你必須比其他競爭者更加瘋狂。

記住，你並非獨自在那裡，這是一場激烈的競爭，好多人都在嘗試著；事實上，人人都試圖抵達相同的地方，這需要很多努力。不要想用紳士做法，否則你將會被打敗，在那裡不需要紳士風度；成為粗野的、狂暴的、激進的，不要在乎你正在對他人做什麼，緊咬著你的計畫不放，即便是有人因為你的權力鬥爭被毀了，就讓他們被毀吧！把所有人都當成階梯，繼續踩在人們的頭上，唯有這樣你才可能變成總統或總理，除此之外沒有其他辦法。

世界之道是暴力和意志之道，假如你的意志鬆懈了，就會被丟出來，會有人跳到你身上，把你當作工具。如果你要在世界的道路上成功，千萬不要聽像派坦加利這樣的人的話，最好是去研讀馬基維尼（Machiavelli，義大利政治思想家）和伽那基亞（Chanakya），他們是世界上最狡詐的人。他們給你的忠告是：如何

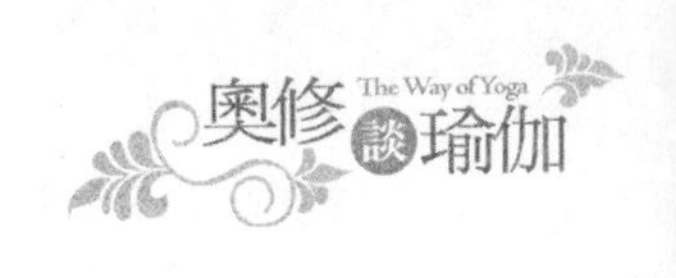

去剝削所有人，而不允許任何人去剝削其他人和你；要如何無情，沒有慈悲，而只有暴力。只有這樣，你才可以觸及權力、聲望、金錢和這世間的事物。但是假如你想到達的是彼岸，所需要的是相反的：不努力，不努力是需要的，放鬆是需要的。

這種事發生很多次了，我有許多在政治圈、在金錢世界、在商場中的朋友，他們來找我說：「教教我們怎麼放鬆，我們無法放鬆下來。」有一個內閣大臣來找過我，他總是帶著同樣的問題而來：「我沒辦法放鬆，幫幫我吧！」

我告訴他：「假如你真的想要放鬆，你就必須離開政治圈，這種內閣生態不可能帶來放鬆；如果你鬆懈，你就輸了。所以你自己做決定，我可以教導你放鬆，但是到時候不要對我生氣，因為這兩回事是不可能兜在一起的。第一件事就是結束你的政治生涯，然後再來找我。」

他說：「那是不可能的，我是來學習放鬆，好讓我可以努力工作而成為閣揆。由於在腦中的緊張和持續的焦慮，我沒辦法努力工作；而其他人能繼續工作，他們是優秀的競爭者，我正在輸掉這場戰爭。我來找你，並不是為了要離開政治圈。」

因此我說：「那麼，拜託你不要來找我，把我忘了。只要置身於政治圈，搞

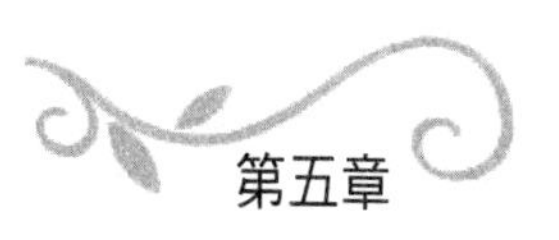

到真正累了、煩了，被終結之後再來找我。」

放鬆是一個全然不同的方向，剛好與之相反。

你在這個世界裡帶著意志行動，尼采寫過一本書《權力意志》（*The Will to Power*），那是一本經典之作。但派坦加利和權力意志無關，他關心的是對整體的臣服。

第一件事是：不努力，你應當純粹感覺到放鬆，不要做太多努力，讓感覺去運作，不要帶入意志。你怎麼能夠強加安適到你身上？那是不可能的，只有當你允許安適來臨，你才可能感到安適，那是強迫不來的。

你怎麼能夠強迫愛？如果你不愛一個人，你就是不愛，你能怎麼辦？你可以去試、去假裝、強迫自己，但是結果將會是相反的。假如你試著去愛某個人，你將會更恨他，唯一的結果將會是——經過你的努力之後，你恨那個人，而且你會報復。你會說：「他是哪種醜陋的人啊！我這麼努力的要愛他，結果什麼也沒發生。」你會把這件事變成他的責任，你會使他感到罪惡，就像他做了什麼一樣！但是他什麼也沒做！

愛不能用意志強求，祈禱不能用意志強求，姿勢也不能以意志強求。你必須去感覺，覺受是全然不同於意志、願力的。

佛陀不是透過意志成佛的，他透過願力不斷的努力了六年，他是世俗的一份子，被訓練來當王子、當國王的，每一件伽那基亞所說的事，他一定都被教導過。

伽那基亞是印度的馬基維尼，甚至比馬基維尼更狡猾一點，因為印度有那個讓頭腦走到非常源頭的特質。如果他們成佛，他們就真的成佛；如果他們要變成伽那基亞，你就不可能跟他們競爭。不管他們去往何處，他們都會來到最根部。在伽那基亞面前，即使是馬基維尼也有一點不成熟，伽那基亞是不容置疑的。

佛陀必定被教導過，每一個王子都必須被傳授。馬基維尼最棒的一本書是《君王論》（*The Prince*）。佛陀必定被教導過所有世俗的方法，他本應處理世間關於人的一切事物，本應緊抓住權力不放的，然而他離開了！

離開宮殿、離開王國是容易的，要脫離頭腦所受的訓練就難了。他試了六年，要透過意志成道，他做盡所有人類可能做的，甚至也做了人類所不可能做的，他什麼都做了，沒有一件事是他沒做的。他愈是努力嘗試，愈是發現他離遠了。事實上，他愈是運用意志去努力，他愈是感覺被遺棄：「成道、超脫根本不存在。」什麼也沒發生。

然後在一天晚上，他放棄了，就在那個夜晚他成道了，那個夜晚他「放掉努力」，他不是透過意志力成佛的，而是當他臣服、當他放棄了之後。

我教你靜心，而且不斷告訴你：「做一切你可以做的努力。」永遠要記住，這個要做盡所有努力的強調，只是要徹底摧毀你的意志，讓你的欲望終結、期願的夢終結，當你對你的願望感到忍無可忍，以致於有一天你放棄了，那時你就成道了。

不要急，因為你有可能現在不做努力就想放棄，這是不會有幫助的，那只是狡猾罷了，成為狡詐的不會讓你贏得存在，你必須非常純真，這個必須剛好自行來到。

這些只是定義，派坦加利不是在說：「做這個！」他只是界定出途徑，假如你了解，它就會開始影響你，影響你的生活方式、你的存在。汲取它，讓它深深地滲入你，讓它隨同你的血液流動，讓它變成你的骨髓，就是這樣。忘掉派坦加利，這些經文不是要被塞進你腦袋的，不該變成你記憶的一部分，而是成為你的一部分；你的整個存在要有這番了悟，這就是全部。然後忘了它們，它們就會開始運作。

二元性消失

放鬆、拋掉努力，並靜心於無限的，那姿勢就被你掌握了。

有兩點，第一：放鬆、拋掉努力，不要強迫，允許它發生。它就像睡意，允許它來到；那是一種深深的放下，允許它來到。別試圖強迫，否則你會毀了它。第二是：當身體允許自己安適時，你的頭腦會聚焦於那無限的。

頭腦對於那些有限的事情非常的精明。假如你想到錢，頭腦是精明的；如果想到權力和政治，頭腦是精明的；若想到文字、哲學、制度、信念，頭腦也是精明的——而這些都是有限的。倘若你想到神，突然間就會有空白……關於神，你能想到什麼？如果你可以想，那神已經不再是神。克里希那也許站在那裡以笛聲吟唱著，然而那有限的會在那裡。假如你把神想做耶穌基督……結束了！神已經不在了，你已經從中創造出一個有限的存在，是很美，但是沒有什麼可以比得上無限之美。

有兩種類型的神，一種是你所相信的神——基督教之神、印度教之神、回教之神；另一種是實相之神，並非是宗教信仰的，而這個就是無限的，這就是神性本身。假如你想的是回教的神，你會成為回教徒，而不是一個具有宗教性的人；如果你想的是基督教的神，你會成為基督徒而非宗教性之人。倘若你只是將頭腦帶往神性，你就會是宗教性的——不再是印度教徒、回教徒或基督徒。

神性不是概念！概念是頭腦玩的一個玩具，真正的神是如此浩瀚，是神性與你的頭腦玩，不是你的頭腦跟神玩。然後，神就不再是你手中的玩具，你是神性手中的玩具，整個事情已經完全改變，現在你已經不再控制這個情勢，你已不再掌控，神性已經占有你。

正確的說法是「被占有」，被那無窮盡的所占有，它已經不再是你心眼前的一幅藍圖；不，那裡沒有圖像，只有浩瀚的空無……在那無垠的空無中，你被融解了，所有神的定義失去，所有界限也都消失無蹤。當你與無盡的接觸，你就開始失去你的界限，界限變得愈來愈少，更加的靈活、有彈性，你正像煙一樣消沒在天空裡。有一個片刻會來到，當你注視你自己時……你不在那裡。

所以派坦加利說了兩件事：不努力，有意識的專注在無窮盡裡。就是你要如何達到阿撒那，這只是開始，只是在身體層面，你必須進入深一點。

當姿勢被掌握，因為二元性而產生的騷擾不安就會終止。

當身體真的安適、靜止了……身體的火焰不再搖擺，它已經變得平穩，沒有了移動……突然間，就好像時間停止一樣，沒有風吹動，一切都靜止下來，身體沒有想要移動的渴望，安定、深度平衡、寧靜、集中、鎮靜——在那個狀態裡，二元性和因二元性而產生的紛擾就消失了。

你可曾觀察過，當你的頭腦被打擾時，身體是否會更加坐立難安？你不可能靜靜地坐著；或是每當你的身體坐立不安時，頭腦就不可能寧靜？派坦加利知道得很清楚——身體和頭腦不是兩回事，你沒有被劃分為身體和頭腦，身體和頭腦是同一件事，你是身心一體的，是身體頭腦的，身體只是頭腦的開端，而頭腦也只是身體的端點，兩者是一個現象的兩面，它們並非二。

因此，發生在身體的會影響頭腦，而發生在頭腦的也會影響身體。身體和頭腦是並行的，這就是為什麼諸多強調被放在身體上，因為假如你的身體不在深度休止中，你的頭腦也不可能是。

從身體開始比較容易，因為它是最外面的一層；從頭腦著手會是困難的，許多人試圖從頭腦開始，但是都失敗了，因為他們的身體並不合作。從ABC開始慢慢地來，以正確的順序前進，這樣永遠都是最好的。身體是第一個、是起點，人應該從身體著手，如果你能夠獲得身體的平靜，赫然間，你會看到頭腦正在掉入秩序裡。

頭腦從左邊移到右邊，就像老祖父的鐘擺一樣，持續地從右到左……從左到右，假如你觀察鐘擺，你就會知道某些關於頭腦的事。當鐘擺正在往左擺盪時，可見的部分是在往左，但那不可見的是它正在取得往右的動量。當眼睛告訴你鐘擺在往上移，這個向左移動的片刻創造出動量，這個能量讓鐘擺再次移動到右，而當它往右時，又再次聚集了能量以便向左。

每當你處於愛裡，你是在得到恨的能量；當你在恨裡面，就是在聚集能量去愛。當你感到快樂，就是在得到去感覺不快樂的能量；當你覺得不快樂，就是在獲得去感覺快樂的能量。動量就是如此繼續著。

這是頭腦的狀態，不斷地從一個極端移到另一個極端——左派、右派、左派、右派……從來不曾停在中間。停在中間才是真的「在」，兩個極端都是重擔，所以你不可能安適；在中間是舒適的，因為處在中間，重量消失了。確實地在中間，你就變成無重量的，移到左邊，重量進入，移到右邊，重量也進入，繼續移動……你離開中間愈遠，就必須承受愈大的重量。

處於中間，一個宗教性之人既非左派也非右派，他不走極端，是個沒有極端行為的人。當你的身體和頭腦都確實地在中間，所有的二元性就消失。二元性之所以存在，是因為你不斷地從這邊靠往那邊。

當姿勢被掌握，因為二元性而產生的騷擾不安就會終止。

當二元性不存在之後，你怎麼可能緊繃著？怎麼可能處於痛苦、處於內在的衝突矛盾中？「二」在你裡面時，就會有衝突，它們持續不斷地抗爭，絕不會讓你有休息的片刻。你的家被劃分開來，你一直都在內戰中，活在興奮狂熱裡。當二元性消失，你就變得寧靜、歸於中心、在中間。佛陀稱他的方式為中庸之道，他曾經告訴他的門徒：「唯一要遵循的事情是：永遠都在中間，不要走向極端。」

世界上到處都是極端份子，某些人總是追著女人跑，像個羅密歐、卡薩諾瓦（Casanova，義大利冒險家）似的，不斷地追著女人。然後有一天，他對所有追逐感到挫敗，於是離棄世界成為桑雅士，他教導所有人去反對女人，而且不斷地說：「女人是地獄，警覺一點，她們只是禍水。」每當你發現一個桑雅士談論著反對女人的話，你就知道他從前必定曾是個羅密歐，他在說的不是任何關於女人的事，而是訴說他的某些過去，現在一個極端結束，他已經移到另一個極端。

有些人對金錢瘋狂，許多人像瘋了似的滿腦子裡只有錢，好像他們的一生就是為了賺進更多更多的金錢，這似乎是他們在這裡的唯一理由；當他們死時會留下一大堆錢，比其他人加起來還要多，那似乎是他們的全部意義。當這樣的人受挫之後，他會不斷地訓誡：「錢是敵人。」每當你發現某個人在教導錢是敵人的時候，你就知道這個人必定曾為金錢瘋狂過；他現在還是瘋狂的，只不過是置身於另一個極端。

一個真正平衡的人不反對任何東西，也不贊成任何東西。如果你來問我：「你反對金錢嗎？」我只能聳聳肩，我不反對它，因為我從未贊成它。金錢是有用的東西，是交換的媒介，不需要用任何一種方式對它瘋狂。使用它，若你擁有的話；假如你沒有，就享受不擁有。如果你有就使用，沒有的話就享受那個狀態，那是一個了悟之人會做的。要是他住在皇宮，他會享受；若沒有皇宮，他會享受那小屋。不管事實是什麼，他都是快樂平衡的，他既不贊成皇宮也不反對它。

追求和抗拒的人都是失衡的。

佛陀曾經對他的門徒說：「只要成為平衡的，然後一切都會變得可行，就只要在中間。」這就是當派坦加利談到姿勢時所說的，那個外表的姿勢是來自身體，而內在的姿勢則來自頭腦，它們息息相關；當身體安靜、平穩地在中間，頭腦也會在中間，安靜、平穩。當身體靜止，身體感覺就消失；當頭腦靜止，頭腦感覺就消失，然後你只是靈魂，是超脫的，既不是身體也不是頭腦。

呼吸控制是完美的姿勢之後的步驟，

你可以在吸氣和呼氣時持住氣，或者突然的停住呼吸。

呼吸是介於身體和頭腦之間的橋樑，這三者必須加以了解。身體的姿勢、頭腦融入那無窮盡的，以及將它們連結一起的橋樑——全都必須在適當的韻律中。不知你是否觀察過？如果沒有，就加以觀察，當你的頭腦改變時，呼吸就會改變；反之亦然，改變你的呼吸，頭腦狀態就會改變。

當你深陷於性的激情時，你注意過你怎麼呼吸嗎？非常的沒有韻律，只是狂熱、興奮，假如你持續以那種方式呼吸，那不會給你活力，你很快就會累垮；事實上，以那種方式呼吸，你是在喪失一些元氣。

當你沉靜、覺得快樂，或者突然在清晨或晚上看著星星，沒有什麼要做的，是放假日，只是休息著，注意觀察呼吸是如此平和，你甚至感覺不到它，不知道它是否在運作。當你生氣時，注意看，呼吸會馬上改變；當你感覺到愛的時候，觀察它；在你傷心的時候，也注意看。隨著心情不同，呼吸的韻律就

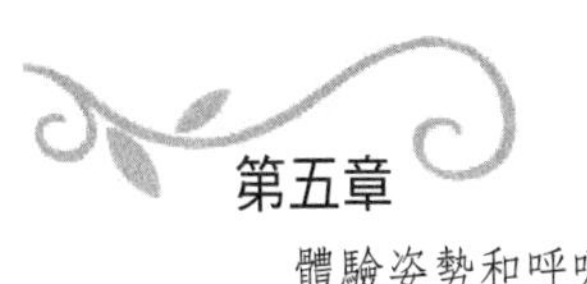

不同，它是橋樑。

如果你的身體健康，呼吸會有不同的品質；當身體生病了，呼吸也是生病的。當你的健康在理想狀態時，就會完全忘記呼吸這回事；當你不是完全健康時，呼吸一次又一次地引起你的注意，你知道某些事情是不對勁的。

與整體同步呼吸

呼吸控制是完美的姿勢之後的步驟……

呼吸控制這個說法不好，它不是波羅那閣的正確譯文，波羅那閣從來就不是呼吸控制，它純粹表示生命能量的擴張。波羅那阿閣（**pranaayam**）；波羅那（**prana**）表示隱藏在呼吸之後的生命能量；而阿閣（**ayam**）表示無限的擴張。它不是呼吸控制，控制這個字有一點醜陋，因為它給了你「控制者」——意志進入了的感覺。

波羅那閣是完全不同的，是生命力的擴張，你以一種與整體的呼吸合而為一的方式呼吸，你不再用個別的方式呼吸，而是與整體一起呼吸著。

試試看，有時候它會發生，當兩個愛人握著手坐在一起，假如他們真的相

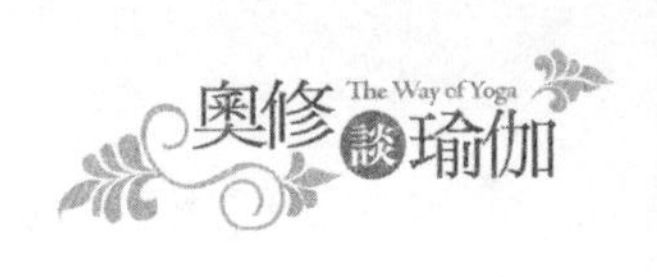

愛，他們會突然覺察到兩人的呼吸是一致的，他們一起呼吸著，不是個別的。當這個女人吸氣時，這個男人也吸氣；當這個男人吐氣，女人也吐氣。試試看、去覺察：假如你與一個朋友坐在一起，你們的呼吸將會一致；如果是敵人坐在那裡，而你想要擺脫他，或者某個令人厭煩的人在那裡，而你想擺脫他，你們的呼吸會是不同的，你們絕不可能同步地呼吸。

坐在樹旁，倘若你是寧靜的、享受的、愉快的，突然間你會覺知到，不知怎麼的——這棵樹正在用你的呼吸方式呼吸。

有一個片刻會來到，當一個人覺得他與整體的呼吸一致時，這個人就變成了整體的呼吸，他不再抗爭、掙扎，他是臣服的，他是這麼樣與整體同在，以致於不需要分別的呼吸。

處於深愛中，人們的呼吸會一致；在仇恨裡，則絕無可能。

我有個感覺，這只是一個感覺，因為沒有這樣的科學研究，也許某一天這樣的科學研究有可能出現。我有一個非常深刻的感覺，假如你對某個人有敵意，他也許在千哩之外，也許是在美國，而你在印度，你們的呼吸韻律會錯開，你們不可能同步呼吸；你的愛人也許在中國，而你可能在其他洲，或許你甚至連他的地址都沒有，但是你們的呼吸會是一致的。它應該就會這樣，我知道它就是這樣，

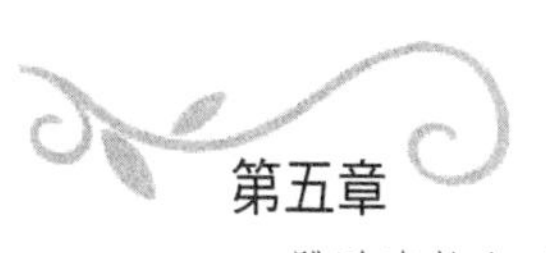

第五章

體驗姿勢和呼吸

可是沒有科學證明的存在，那就是為什麼我說這是我的感覺，不過某一天，將會有科學觀點證明這件事。

有一些證明提出這種看法，例如：在俄羅斯有一些關於心電感應的實驗，有兩個人遠遠相隔幾百哩，在這個實驗中，一個是傳訊者，另一個是接收者，在中午十二點這個特定的時間，一方開始傳送訊息，他複製了一個三角形，專注在它上面，然後傳送這個訊息：「我做了一個三角形。」另一方試著去接收，只是保持敞開、感覺著、探索著：正在傳送過來的是什麼訊息？這些科學家觀察到，如果他接收到三角形，那麼這兩個人是以同樣方式在呼吸的；若他錯過了這個三角形，他們的呼吸方式就不同。

在深深一致的呼吸中，某一種深刻的移情現象出現了——因為呼吸就是生命，然後感覺和思想就可以被轉變。

假如你去拜訪一位聖人，隨時要觀察他的呼吸，如果你感覺到共鳴，對他有著深深的愛，同時觀察你自己的呼吸，你會突然發覺，你跟他感覺愈靠近，你的感覺和呼吸與他的呼吸是和諧一致的。覺知到與否不是重點，重點是事情就是這樣在發生，當你們彼此共鳴時，你們的呼吸是一致的。事情就這樣自行發生了，某種未知的法則在運作著。

波羅那閣表示與整體一起呼吸，這是我的翻譯，不是呼吸控制而是與整體一起呼吸，它完全是非控制的！假如你去控制，怎麼能夠與整體同步呼吸呢？將波羅那閣翻譯成呼吸控制是一種誤解，不只是不正確、不適當，它無疑是種錯誤，實情剛好相反。

與整體一起呼吸，變成永恆和整體呼吸的一部分就是波羅那閣，然後你就擴張了，你的生命能量繼續與樹、山、天空和星星一起擴張。有個片刻會來到，你成了佛……你已經完全消失。現在你已不再呼吸，是整體在你裡面呼吸，你和整體的呼吸絕不會再分開，它們會一直在一起，它是這麼的浩瀚，以致於現在去說「這是我的呼吸」是毫無用處的。

呼吸控制是完美的姿勢之後的步驟，
你可以在吸氣和呼氣時持住氣，或者突然的停住呼吸。

當你吸氣時，有一個片刻會來到，當氣已經完全吸進來時，某一瞬間，呼吸停住了；同樣的事情也發生在你呼氣時，當氣完全被釋放掉時，有那麼一瞬間，呼吸再次停止。在那些片刻裡，你面臨了死亡，面對死亡就是面對永恆。

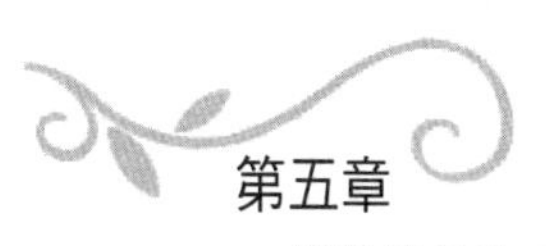

第五章

體驗姿勢和呼吸

我再重複一遍：面對死亡就是面對永恆，因為在你死時，永恆就活在你裡面，唯有死刑後才有復活，那就是為什麼我說派坦加利是在教導死亡的藝術。

當呼吸停止時，當呼吸不在那裡時，你恰好就處於你死後將會在的同樣狀態中，有幾秒的時間，你與死亡同調——呼吸停止了，整部《奧祕之書》（*The Book of Secrets, Vigyan Bhairav Tantra*）就是關於這個，強力的關注於此，因為倘若你能夠進入那個停止的狀態，門就在那裡。

這非常不易察覺而且狹窄，耶穌一次又一次地說到：「我的道路是狹窄的。」卡比兒說：「兩者不能同時通過，唯有一才行。」那是如此狹窄，假如在你裡面的是一幫群眾，你就不可能通過，甚至可以說如果你只是分裂為二——左和右，也不可能通過；唯有當你變成一，和諧一致，才能穿越。

道路是狹窄的，筆直——是當然的，它不是彎曲的，它直直通往神聖的殿堂，但是非常狹窄。你不可能帶著任何人跟你一起，也不可能攜帶你的東西，更不可能帶著你的知識、帶著你的獻禮、你的女人、男人或小孩，你不能帶任何人。事實上，你甚至不可能帶著你的自我或你自己，你將會穿越它，不過除了你最純淨的本性之外，其他一切都必須留在門外。

是的，道路是狹窄的，筆直而狹窄。

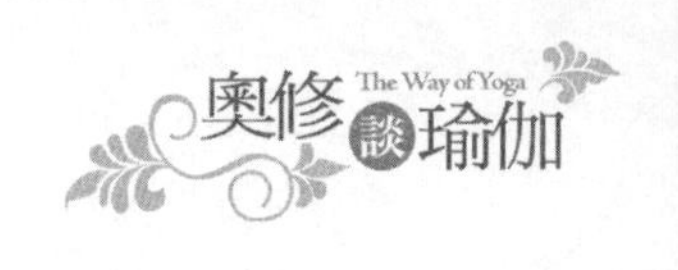

這些是去尋覓道路的時刻——當呼吸進入而停止的那些片刻，以及當呼吸出去而停止的那些片刻。調和你自己，變得愈來愈覺知到那些止息、那些空白的間隔，透過那些間隙，永恆就像死亡一樣進入了你。

有個人告訴我：「在西方，我們沒有和死亡之神（yama）相同的東西。」他問我說：「為什麼你稱死亡做神？死亡是個敵人，為什麼它應該被稱做神？假如你稱它為惡魔，那沒有問題，可是為何稱做神？」

我說我們稱它為神是非常慎重的，因為死亡是通往「神」的一扇門。事實上，死亡比你所知道的生命來得深奧，我並不是指我所知道的那個生命，而是你的死亡比你所知的生命來得深刻。當你走過那個死亡，你會來到一個不屬於你或我或任何人的生命，它是整體的生命，而死亡是這個神。

整部《奧祕之書》的存在，這整個故事、整個寓言——是關於一個小孩被送去死神那裡學習生命的奧祕。這不合理，明顯的不合理，為什麼去找死神學習生命的奧祕？它看起來像是矛盾的，但是這就是事實。假如你想要知道生命，真正的生命，你將必須問死神，唯有當你所謂的生命停止時，真正的生命才開始運作。

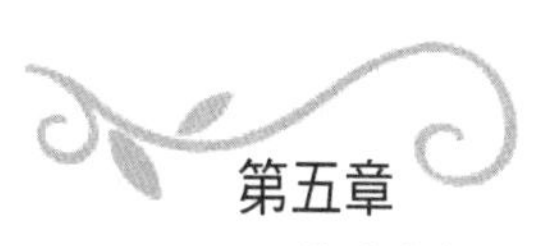

第五章

體驗姿勢和呼吸

波羅那闍是完美的姿勢之後的步驟，

你可以在吸氣和呼氣時持住氣……

因此當你在吸氣時，保持吸氣久一點，好讓這個門可以被感覺到；當你呼氣時，維持呼氣朝外久一點，好讓你可以輕易一點感覺到那個間隔。你有那麼一點時間的。

……或是突然間停住呼吸。

或者，任何時候，突然就停止呼吸。走在路上時，停住呼吸，瞬間的一停，死亡就進入了。任何時候、任何地方，你都可以突然就停住呼吸，在那個停止中，死亡進入了。

控制呼吸的持續時間和頻率取決於時間和地點，

然後呼吸會變得更綿長且細微。

你愈是創造出這些停止的狀態、這些間隙，這扇門就變得愈寬，而你就更能夠感覺到它。試試看，使它成為你生活的一部分，每當你沒在做任何事情的時候，讓呼吸持續著……然後停住它，感覺它，門就在那裡的某個地方，那裡是黑暗的，所以你必須在黑暗中摸索，這扇門並非馬上就可以觸摸到，你必須加以探索，但終究你會找到它。

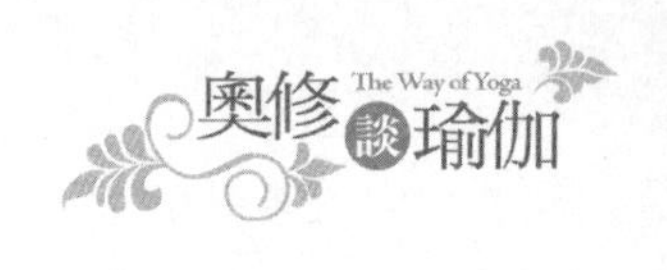

每當你停住呼吸時，思想馬上就會停止。試試看，突然間停住呼吸，那裡馬上就會有一個空隙，然後思想就停止了，因為思想和呼吸都是屬於生命的，屬於這個所謂的生命。在另一個生命中，那個超然的生命中，呼吸是不需要的；你活著，思想是不需要的。思想和呼吸是肉體生命的一部分，無念（no-thoughts）和無息（no-breath）是永恆世界的一部分。

呼吸控制的第四個領域是內在的，它超越了其他三個領域。

派坦加利說有這三件事：在裡面停住、在外面停住、突然的停住，然而也有第四個，它是本質的。佛陀非常強調這第四件事，他稱它為「阿那潘那沙塔瑜伽」（anapanasata yoga；譯注：指Vipassana——內觀，佛陀觀照呼吸的靜心），他說：「不要試圖在任何地方停止，只要觀照整個呼吸的過程。」

呼吸進來了，你在觀照，不要錯過任何一點；呼吸持續進來，你繼續觀照，然後會有一個止息，當呼吸已經進入你之後會有一個自動的停止，觀照這個停止，不要做任何事，只要成為觀照者。然後呼吸開始了向外的旅程，繼續觀照，當呼吸完全出去之後，它停止了，也要觀照這個停止。呼吸持續進來、出去、進來、出去，你就只是觀照。這就是第四個，僅僅是透過觀照，你變得與呼吸分隔。

當你與呼吸分隔，你就與思想分隔。事實上，呼吸是在身體內的一個過程，就像思想之於頭腦，思想在頭腦中運行，呼吸流動於身體中，它們是相同的力量，是同一個硬幣的兩面。派坦加利也談論到它，雖然他沒有強調這第四個，他只是提到。然而佛陀完全將注意力集中在這第四個，他從未談過另外三個，整個佛教的靜心是這第四個。

波羅那閣的第四個領域——那是來自觀照，它是本質的，它超越了其他三個領域。

派坦加利真的非常科學，他從來沒有使用第四個，但是他說它超越這三個，必定是派坦加利不像佛陀一樣有一群出色的門徒，派坦加利必定是教導著更多身體導向的人，而佛陀是在教導更頭腦導向的一群。派坦加利說第四個超越其他三個，雖然他自己從未運用過；他繼續說著所有關於瑜伽能夠被說的，他是「α」也是「Ω，ω」，是開始也是結束，他沒有遺漏任何一點，派坦加利的瑜伽經文是無法被改進的。

在這個世界上，只有兩個人獨自創造了整個科學，一個是西方的亞里斯多德，他獨自創造了邏輯科學，在沒有任何人的幫助下。這兩千年來，沒有什麼東西曾被改進過，它還是一樣保持原來的完美狀態。

另外一個人就是派坦加利，他創造了整個瑜伽科學，它比起邏輯是好幾倍、好幾萬倍的偉大，他獨自一人創造了它，而它也是不可能再被改進的，過去不曾被改進過，而我也看不到有任何可以被改進的點，這整個科學完美的、絕佳完美的存在著。

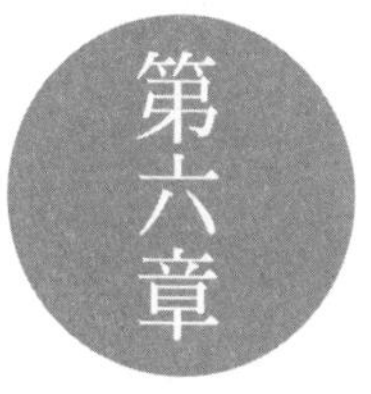

第六章 匆忙生活的解藥

假如你是匆忙的，
那將要花上一些時間；
倘若你不匆忙，
成道可能就是現在這個片刻。

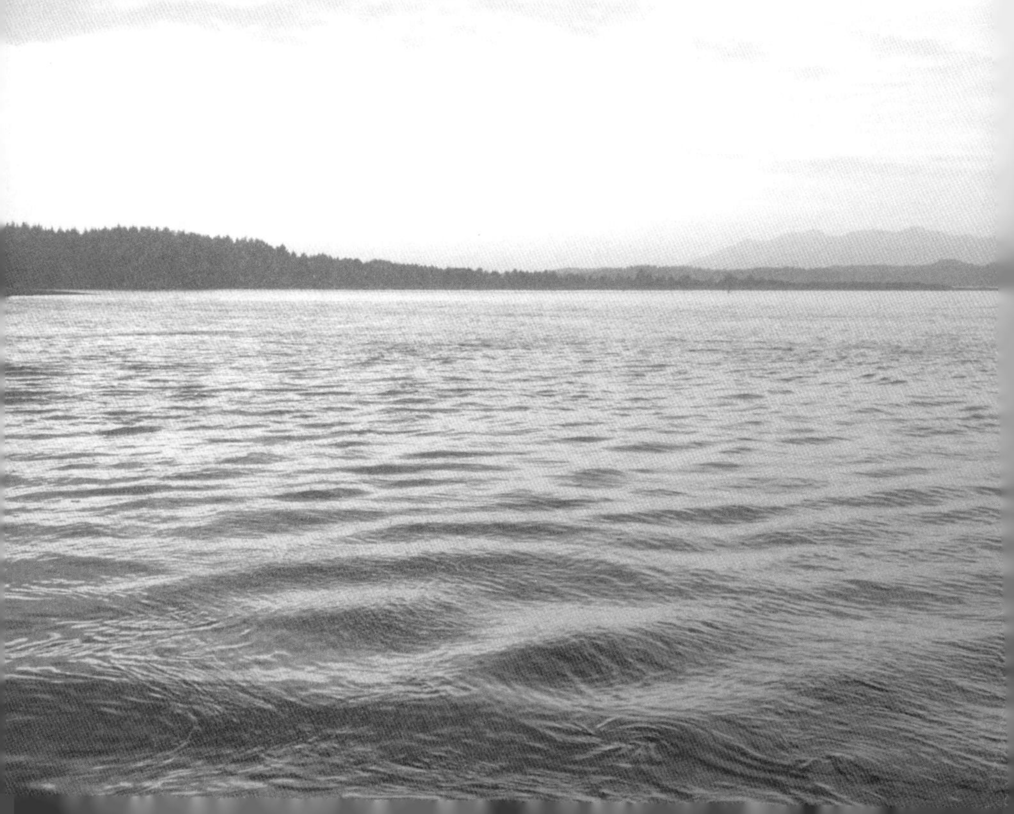

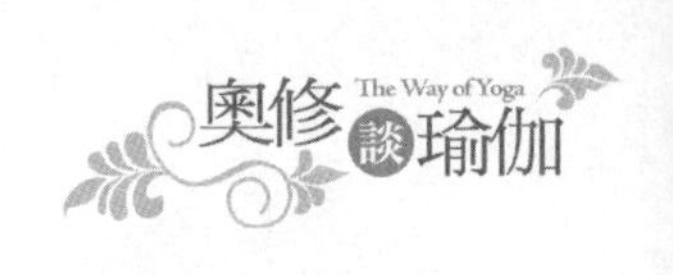

問一：請你解釋怎麼可能只是透過看、透過觀照腦中細胞的紀錄，思想過程的根源就停止存在？

它們從來沒有終止存在，但是只要透過觀照，認同就會粉碎。佛陀成道後，有四十年的時間繼續活在他的身體中，身體沒有停止，在這四十年裡，他談論、解釋、使人們了解到發生在他身上的是什麼，相同的事情要如何才能來到他們身上……他是在運用頭腦，頭腦並沒有終止。當他在十二年後回到家鄉，他認出了他的父親、妻子和兒子，頭腦在那裡、記憶在那裡，否則辨認是不可能的，頭腦並不是真正的停止。

當我們說頭腦停止時，意思是說你的認同粉碎了，現在你知道：這是頭腦，而這是「我是」（I am）。它們之間的橋樑已斷，現在頭腦不再是主人，它已經變成只是器具，已經落入它的正確位置，因此當你需要它的時候，你可以運用它。它就像電扇，假如你要使用，把它打開，電扇就會開始運轉。現在你並沒有在使用電扇，所以它沒在運轉，但是它還是在那裡，它沒有停止存在，任何時候你都可以使用它，它並未消失。

只要透過觀照，認同就會消失，而不是頭腦消失。隨著認同的消失，你就是

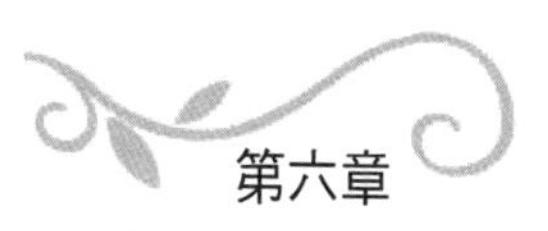

一個徹底的新生命，第一次，你知道了你真正的本性、真正的實相，第一次，你知道你是誰，現在，頭腦只是你周圍機械裝置的一部分。

你就好像是飛機駕駛，使用著許多儀器，你的眼睛正在注意著許多儀器，不斷地察覺這個、察覺那個，但是你不是那些儀器。

頭腦、身體和身體頭腦的許多功能，只是環繞著你的一個機制，在這個機械作用中，你能以兩種方式存在，一個是忘掉你自己，感覺你就像是機器裝置一樣，這是受奴役的，是悲慘的，這就是世界，就是輪迴、輪轉。

另一種方式是警覺到你是與之分開的，你不同於它，然後繼續運用這個機器裝置。然而現在會有很大的不同，現在，這個機器裝置並不是你，因此倘若裝置中的某件事情不對勁了，你可以試著去矯正它，但是你不會被打擾，甚至當整個裝置都消失，你也不會受打擾。

佛陀的瀕死和你的瀕死是不同的兩回事。佛陀瀕臨死亡時，他知道只有這個機器裝置在垂死，它已經被使用，現在已經不再需要，負擔已經被移除，而他正要成為自由的，現在起，他將不帶著形體移動。可是你的瀕死狀態是全然不同的，你受著苦，你哭泣著，因為你感覺到「你」正在死去而非這個裝置，它是「你」的死亡，然後它就演變成一份強烈的痛苦。

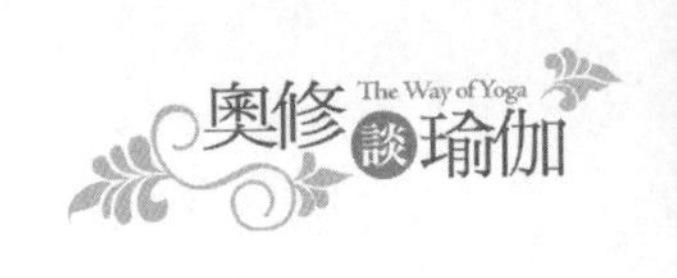

透過觀照，頭腦不會終止，腦細胞不會終止，反倒是變得更有活力，因為衝突將會愈少、能量將會愈多，頭腦會變得更清新。你可以更正確無誤地使用頭腦而不會覺得有負擔，頭腦也不會強迫你做什麼，它們不會推拉著你到這裡來、往那裡去，你才是主人。

那是怎麼發生的？就只是透過觀照。如果不觀照，奴役的狀態就會出現，那是因為你不警覺；假如你變得警覺，奴役狀態就會消失，那只是你的不覺知罷了，除了對你所做的一切更加警覺之外，沒什麼其他需要做的。

你坐在這裡聽我說話，你可以攜帶著覺知來聆聽，或者，你也可以不覺知地聽。不帶覺知，聽也會在那裡，只不過那是不同的一件事，品質將會不同。在那個時候，你的耳朵在聽，但是你的頭腦已經跑到其他地方去了，雖然有一些字眼還是會進入你，可是你的頭腦會用自己的方式加以詮釋，並且會將自己的想法加入其中，於是每件事情都變得亂七八糟。沒錯，你是聽了，但是許多事情會被略過，有許多東西你不會聽到，你會加以選擇，然後整件事情就會被扭曲。

假如你是警覺的，那個你變得警覺的片刻，思想終止了，帶著警覺，你不可能去想，整股能量變成警覺，沒有剩餘的能量移進思想中。即便是只有一個片

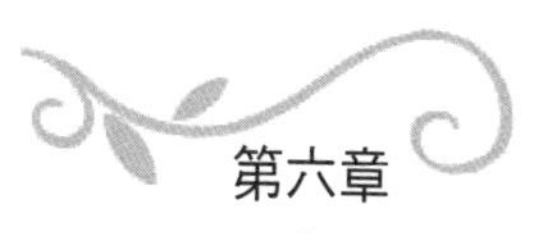

刻你是警覺的，你會只是傾聽，而不會有屏障，你的話不會在那裡等著要摻雜進來，你不需要去詮釋，這個影響是直接的。

倘若你可以帶著警覺去聆聽，那麼，我所說的也許是有含義的，也可能是沒含義的，可是你帶著警覺傾聽永遠會是意義深長的，那份警覺將會創造出你意識的高峰，過去將會融解，未來將會消失，你哪裡也不會在，就只會在此時此地。在那個寧靜的片刻、當思想不在時，你會與自己的源頭深深地聯繫在一起，那個源頭極其喜樂，是神聖的。

所以唯一要做的事情是：做每件事的時候，都要帶著警覺。

問二：你說心靈的努力可能得花二十年到三十年或者幾世，果真如此，那還算早，可是西方頭腦似乎是結果導向的，不僅沒有耐心，而且太講究實效，它要的是即時的結果。在西方，宗教的方法像其他流行一樣來了又去，為什麼你會想要把瑜伽介紹給西方頭腦？

我對西方頭腦或東方頭腦沒有興趣，那只是一個頭腦的兩個面向，我感興趣的是頭腦，東方與西方的劃分並不是很有意義，現在甚至不具意義。因為在西方

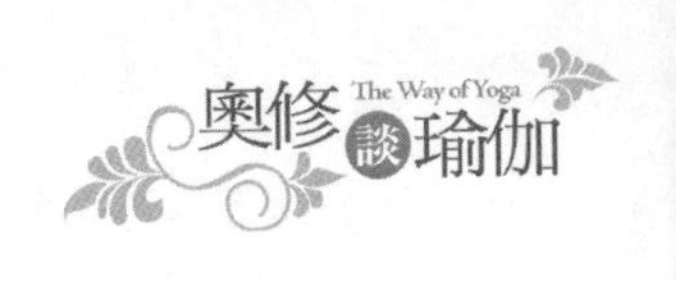

有東方頭腦，在東方也有西方頭腦，現在已經整個一團亂了，東方現在也是匆匆忙忙的，古老的東方已經完全消失。

我想起一則道家趣聞：

三個道家隱士在一個洞窟裡靜心，一年過去了，他們保持著寧靜、坐著、靜心著。有一天，一個騎師經過附近，他們看了一眼，其中一個隱士說：「他所騎的馬是白色的。」另外兩個仍然保持安靜，再過一年，第二個隱士說：「那匹馬是黑色的，不是白色。」之後又過了一年，第三個隱士說：「假如再有任何爭吵，我就要走了，我要走了！你們正在打擾我的寧靜！」

那匹馬是黑或白有什麼關係呢？三年！然而這是過去在東方的流動，時間不在那裡，過去的東方一點兒都沒意識到時間，它活在永恆裡，就好像時間沒在經過，一切都是靜止的。

那種東方已經不在了，西方早已腐化一切，東方已然消失，透過西式教育，現在每個人都是西方的，只有一些住在內陸地區的人還是屬於東方的，他們有可能身處西方也可能身處東方，他們並沒有被局限在東方。不過這個世

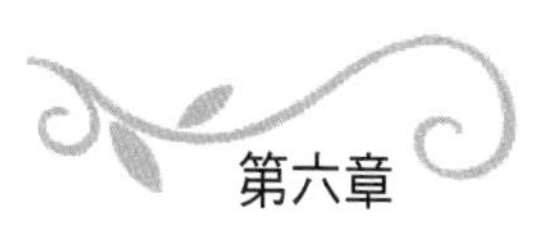

界、這個地球整體看來已經變成西方了。

讓這段話深深地穿透你，這極具含義，瑜伽說：你愈是沒有耐心，你的轉化就需要愈多的時間；你愈是匆忙，你愈是會延遲。匆忙本身創造出如此的混亂，因此只會導致延遲。

你愈不匆忙，結果就會愈早出現；假如你的耐心是永無止盡的，蛻變可能就會發生在這個片刻。如果你已經準備好要永遠地等待，你甚至不必等到下一刻，就在這一刻事情就可能發生，這並非時間的問題，而是關乎你的頭腦品質。

無限的耐心……只是不渴望結果，就會帶給你極大的深度；而匆忙只會使你膚淺，你在匆忙中不可能深入。這個時候你對當下這個片刻沒興趣，反而對下一時刻要發生的事情感興趣；你對結果有興趣，正遊走於你自己前面，你的行動是發狂的，因此你可能奔走過頭、旅行過頭了。

你將不會到達任何地方，因為那個要被抵達的目的地就在這裡，你必須掉進它裡面，不要想去其他地方，而這個掉落——唯有當你具有全然的耐心時，才可能發生。

我要告訴你一則禪宗軼事：

一個修禪的和尚通過一座森林，突然間他察覺到有一隻老虎正尾隨著他，所以他開始跑了起來。不過，他的奔跑是屬於禪的，不匆忙、不狂亂，他的奔跑是平穩、調和的，他正享受著它，這個和尚腦海裡在想：「如果這隻老虎在享受這段奔跑，我為什麼不？」

隨後他接近了一座斷崖，為了逃開老虎，他抓住一棵樹的樹枝，之後他往下一看，有一隻獅子正在山谷虎視眈眈，接著老虎更靠近了，牠就站在山頂的這棵樹旁，和尚懸掛在老虎和樹之間的樹枝上，而獅子正在遠遠的山谷下等著他。

他笑了，隨後他看看近處，兩隻老鼠正在嚙啃著這枝樹枝，一隻白色、一隻黑色，這個和尚笑得非常大聲，他說：「這就是生命，白天和夜晚，白老鼠和黑老鼠；不管我去到哪裡，死亡都在等著我，這就是生命！」據說，他得到了三托歷，成道的第一個瞥見。這就是生命！沒有什麼要去擔心的，事情就是這樣在發生，不管你去到哪裡，死亡都在等著你，即使你不去任何地方，白天和黑夜也正在削減你的生命，所以他笑了。

他看看周遭，現在死亡已經被確定了，現在沒有什麼要擔憂的，當死亡是確定的，擔憂做什麼？只有在未確定中會有憂心，當一切都抵定了，就不會有擔

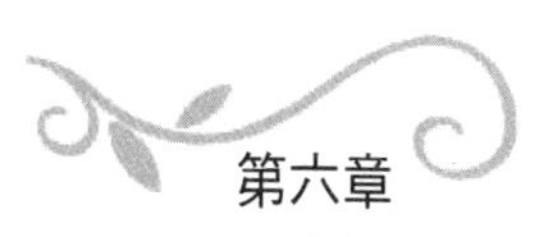

心。現在死亡已成定數，因此他尋求如何去享受這些僅剩的時刻，他察覺到就在這樹枝旁有一些草莓，所以他摘了幾顆草莓吃，那是他有生以來吃過最甜美的，他享受著它們，據說就在那個片刻，他成道了。

他成了佛，因為死亡是如此靠近，即使這樣他也一點兒都不匆忙，他能夠享受草莓的甜美滋味，它們的味道是甜美的！他感謝存在，據說在那個片刻，一切都消失了——老虎、獅子、樹枝和他自己，他已經變成了這個宇宙。

這就是耐心，絕對的耐心！不管你在哪裡，享受那個片刻，別尋求未來，頭腦沒有未來化，只有當下這個片刻你就滿足了，那麼就不再有去任何地方的需求，不管在哪裡，就在那個點，你就會掉入海洋裡，你會與宇宙合而為一。

可是頭腦對此時此地不感興趣，它的興趣是在未來的某處、在一些結果上。所以回答這個被提出的問題——以某種方式來說，是為了適切於這樣的頭腦，比起西方的頭腦，稱它為現代的頭腦更好，現代的頭腦持續被未來、被結果所占據，而不是此時此地。

這樣的頭腦怎麼能夠被授予瑜伽？這個頭腦可以被教導瑜伽，因為未來導向並不會帶你到任何地方，未來導向正在為頭腦創造出接連不斷的悲慘。我們已經創造出一個地獄，已經製造出太多太多了，現在，若不是人類要從這個地球消失，就是人類要蛻變自身；若不是整個人類社會將要完全滅亡——因為這個地獄沒辦法再繼續下去了——要不就是我們必須歷經蛻變。

因此，對於現代頭腦而言，瑜伽變得意義重大，因為它可以拯救你，可以再次教導你如何存在此時此地，如何忘掉過去和未來，如何帶著那個強度停留在當下這個片刻，好讓這個片刻變成了無時間性的，成了永恆。

派坦加利可能會變得愈來愈重要，在未來的年代裡，人類轉化的技巧將會愈來愈重要。現在於全世界中已經是如此了，不管你稱之為瑜伽或禪，或者稱為蘇菲之道或譚崔之道，所有古老傳統的教導正在以許多方式迸發而出。有一個深切的需要在那裡，而那些正在這樣想的人——不論他們在世界的任何地方，都對於再次找到過去人類如此至福和喜樂的存在方式感興趣，在那樣貧瘠的條件下，為什麼這般豐富的人能夠存在？而現在，我們在各種條件都如此富裕的情況下，為何卻又如此貧乏？

這是矛盾的，現代的矛盾，我們首度在地球上創造出這等富裕、科學的社會，然而卻是最醜陋、最不快樂的。在過去沒有什麼科學技術、不富庶、沒有任何舒適的設備，可是人類存在於深刻、平和的環境中，他們快樂、感恩。到

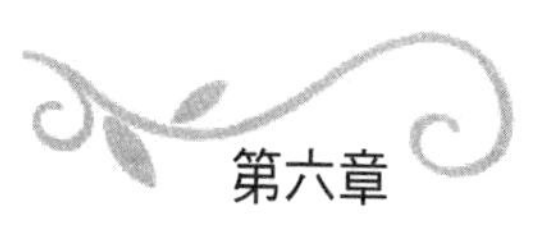

底發生了什麼事？我們可以比任何時候的人都還要快樂的，但是我們卻失去了與存在的聯繫。

那個存在就是此時此地，一個沒耐心的頭腦不可能碰觸到它，沒耐心就像是頭腦處在發燒、發狂的狀態。你持續奔跑著，即使目的地在眼前了，你也無法站在那裡，因為奔跑已經變成你的習慣，即使抵達目的地，你也會錯過它，你會從旁穿過，因為你停不下來。

假如你可以停下來，你會發現這個目的地是不需要被尋找的。

慧可禪師曾經說過：「尋求，你就會失去；不尋求，你即刻就可以得到。停止，它就在那裡；奔跑，它就不在。」

問三：為什麼這麼多在瑜伽道路上的人，採用的態度是抗爭、奮鬥、掙扎，過度專注在維持嚴謹的規則和鬥士般的方法？為了成為一位瑜伽行者，這真的是必要的嗎？

這是絕對不需要的，不只是不需要，還會在瑜伽道途上創造出各式阻礙，鬥士般的態度是可能存在的最大阻礙，因為沒有人讓你去抗爭，在你裡面，你是獨

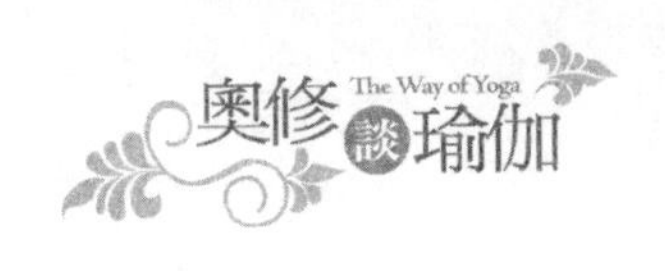

自一人的，假使你開始爭戰，你是在分裂你自己。

這是最大的疾病：被劃分、變成精神分裂；掙扎、奮鬥是沒有用的，那無法帶領你到任何地方。沒有人能夠贏，你同時是被分開的兩邊，所以最多你可以玩遊戲，你可以玩捉迷藏的遊戲，有時候甲贏，偶爾乙獲勝，甲又獲勝了，再來又是乙……你可以用這種方式行動。有時候你稱為好的那一邊獲勝，但是跟壞的這一邊抗爭，為了要勝過它，好的這一邊變得筋疲力竭，而壞的這一邊已經聚集了能量，所以遲早壞的部分又會勝出，這種情形可以永無止盡地持續下去。

這種鬥士般的態度為什麼會產生？為什麼大部分的人會開始抗爭？他們在想到轉化的那個片刻，抗爭就開始了，為什麼？因為你只知道一種獲勝的方法，那就是爭鬥。

外在世界有一個成為勝利者的方法，那就是抗爭——去戰鬥、然後摧毀其他人。這是外在世界成為勝利者的唯一方法，你已經活在外在世界好幾百萬、好幾百萬年了，你一直不斷地在作戰，有時候當你沒有好好抗爭時，就吃敗仗，而當你爭鬥得很好時，就成為勝利者；這已經成為你的一個內裝程式——去抗爭並且成為強壯的。只有一個方式可以獲勝，就是透過狠狠地一戰。

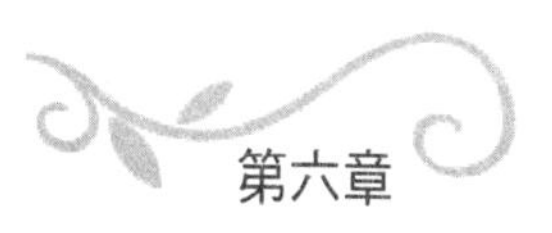

當你走向內在，你攜帶著同樣的程式，因為你只知道這個。然而在內在的世界，情形剛好相反：只要抗爭，你就會失敗，因為沒有人可以與之爭戰！內在世界裡，放下是成為勝利者的方法；臣服是成為勝利者的方法；允許內在本性流動，而不是去抗爭——是成為勝利者的方法。就內在世界而言，方法是讓河流自行流動而不去催促它，這是剛好相反的。

可是你熟悉的只有外在世界，因此在剛開始時，這是注定要發生的，不論是誰，當他朝向內在時，都會攜帶著同樣的致勝祕器、同樣的態度、相同的抗爭和防衛。

馬基維尼是針對外在世界，老子、派坦加利和佛陀則是內在世界，他們教導不同的東西。馬基維尼說攻擊是最佳的防禦：「不要等待，不要等其他人來攻擊你，那樣你已經處於劣勢，你已經輸了，而其他人已經開始攻勢，他已經獲勝了。開始攻擊永遠都是比較好的，不要等著防衛，你要一直是個侵略者，在其他人攻擊你之前先去攻擊他，盡可能的狡詐、盡可能的不誠實。不要誠實，要詭詐，而且具有侵略性，要去欺騙，因為這是唯一的方法。」這些是馬基維尼建議的手段，他是個誠實的人，那就是為什麼他建議的確實是人們所需要的。

假如你問老子、派坦加利或佛陀，他們談論的是不同類型的勝利，是內在的勝利。在那裡，詭詐沒有用，欺騙不會有幫助，抗爭、侵略也沒用，因為你要對誰欺騙？你要打敗誰？在那裡只有你一個人。

外在的世界，你從不可能獨自一人，那裡有著其他人，他們是敵人。內在世界，你獨自一人在那裡，沒有「他人」在，沒有敵人、沒有朋友，這對你來說是一個全新的情況，但你仍帶著舊有的致勝武器，那些將會成為你失敗的原因。

當你從外在世界轉往內在世界時，丟棄所有你從外面所學到的，那些將不會有所幫助。

有人問拉瑪那．馬哈希（Ramana Maharshi）：「為了成為寧靜的、為了知道我自己，我應該學些什麼？」

據記載，馬哈希說：「為了到達內在的本性，你不需要學習任何東西，你需要做的是解除已學習過的，學習不會有幫助，它是幫助你往外走，丟掉已學習過的才會有所幫助。」

任何你所學過的，去除掉、忘掉、丟掉，純潔地向內走，像個孩子般，不帶著狡猾和精明，而是赤子的信任和純真，沒有想著某人將會來攻擊你，不會有人在那裡，所以不要覺得不安全，不要為了自我防衛而做任何安排，保持柔弱、接受和敞開。

那就是信任。在外面需要懷疑，因為有其他人在，他也許思考著要欺騙你，所以你必須懷疑。在內在，不需要懷疑和不信任，沒有人在那裡要欺騙你，在那裡你可以保持本然的樣子。

這就是為什麼每個人都攜帶著鬥士的態度，然而那是不需要的，它是一個阻礙，是最大的阻礙。把它留在外面，**記得：外在世界所需要的，將會變成內在世界的阻礙**。不管那是什麼——我是不附帶任何條件地這麼說。

而且恰好與它相反的必須被嘗試，如果懷疑有助於外在的科學研究，那麼信任將有助於內在的心靈探索；假如侵略性有助於外在世界的權力、名望或其他，那麼不侵略將對內在有幫助；倘若狡猾、算計的頭腦有助於外在世界，那天真、不算計、孩子般的頭腦，將有助於內在世界。

記住：所有對外在有幫助的，剛好其相反的會有助於內在。所以閱讀馬基維尼的《君王論》，那是外在世界的成功之道，去實行《君王論》的相反說法，你就能夠到達內在，只要將馬基維尼上下顛倒，他就變成老子，只要將馬基維尼的頭倒立站著就是派坦加利。閱讀《君王論》，它是出色的著作，是關於外在勝利最清楚的陳述；然後閱讀老子的《道德經》、派坦加利的《瑜伽經》（*Yoga*

Sutras）、佛陀的《法句經》（*Dhammapada*）或耶穌的《登山寶訓》（*Sermon on the Mount*），它們剛好互相對比、相反。

耶穌說：「柔弱的人有福了，他們必承受地圖。」柔弱、純真、軟弱，沒有任何強壯的意思。「精神的貧者有福了，因為天國是他們的。」耶穌說得很明白：「精神貧窮，」他們沒有什麼要宣稱，他們不可能說：「我擁有這個。」他們不占有任何東西——知識、財富、權力、名望，他們不擁有任何東西，他們是貧窮的，他們不可能宣稱：「這是我的。」

我們繼續宣稱：「這是我的，那是我的；我愈是宣稱，我愈是感覺到我的存在。」在外在世界，你頭腦的領域範圍愈大，就愈有存在感；對於內在世界，頭腦的版圖愈小，你就愈偉大。當頭腦的版圖完全消失，你變成了零，然後你就是至高無上的，你就是勝利者，那個勝利已經來到。

鬥士般的態度——奮鬥、抗爭、過度專注在嚴謹的規則、章法、推算、計劃，頭腦攜帶著它們，因為你只學過這些而不知道其他東西。對於其他方法，你幾乎是瞎了，你看不到它們，因為眼睛只看得到那些它們學著去看的。假如你是個裁縫師，你不會去看臉，你會看衣服，臉不具有太大意義，只要看衣服就知道那個人是哪一種類型，你知道這整套語言。

如果你是個鞋匠，你不需要看衣服，看鞋子就夠了。鞋匠可以只看著街道，就知道經過的是什麼樣的人，只要看看鞋子，就知道他是否是個優秀的領導者，是個藝術家，還是放蕩不羈、嬉皮或富人；不管他是否具有文化素養、受過教育、沒受過多少教育、市井小民……鞋匠都可以知道他是什麼身分，就只需要看鞋子，因為鞋子給了所有的提示，鞋匠知道這套語言。

假如一個人的生活正意氣風發，鞋子就有不同的閃亮；假如他的生活是失敗的，鞋子看起來就是挫敗的，這時鞋子是悲傷的，不被照顧的。這些鞋匠都知道，他不需要看你的臉，鞋子就會告訴他所有他想知道的事。

我們學習一切事物，然後就變得固定不變，而那些就成了我們的所見。你學了某件事，你耗費了許多世在學它，現在已經深深地根植、刻印進你裡面，已經變成你腦細胞的一部分，因此當你往內走時，那裡只有一片黑暗，什麼也沒有，你看不到任何東西，你所知道的整個世界已經消失不見。

就好像你只知道一種語言，突然間，你被送到一個沒有人了解你的語言的地方，你也不了解任何人的語言，人們在談論、聊天，而你覺得他們簡直是瘋了，聽起來像是在胡言亂語；而且因為你不了解他們所說的，所以顯得非常喧鬧嘈

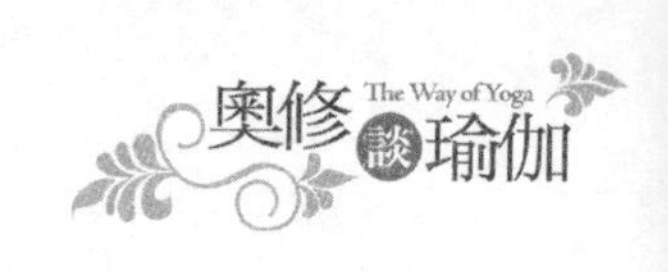

雜，他們的談話似乎太過大聲。假如你了解這套語言，整個事情就會改變，你變成它的一部分，屆時它就不是胡言亂語，而是有含義的。

當你進入內在時，你只知道外在的語言，而裡面是黑暗的，你的眼睛看不到、耳朵聽不到、手感覺不到，需要某個人來將你的手握住，帶領你走在這條未知的道路上，直到你熟悉為止。直到你開始可以感覺了，直到你覺知到在你的周圍有一些光亮，有一些含義，有一些深長的意義。

一旦你有了第一次入門（initiation）的經驗，事情就會開始發生。但是第一次的入門是困難的，這是大逆轉、完全的一個倒轉，突然間，你那具有含義的世界消失，你置身在一個陌生的世界，什麼事情也不了解，不知道往哪裡走、做什麼，不知道渾沌因何產生。師父是某個已經知道的人，這個內在的混亂對於他來說不是混亂，已經變成一個秩序、一個和諧的宇宙，他可以帶領你走進它。

入門表示透過其他人的眼睛看入內在世界，沒有信任的話，那是不可能的，因為你將不會允許你的手被牽起，你不會允許任何人帶領你走入未知。再說他也無法給你任何保證；沒有任何的保證會有用，不管他說什麼，你都必須信任。

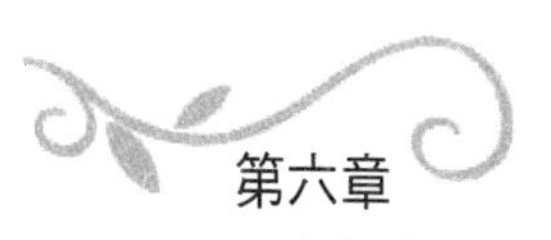

在古老的年代裡，在派坦加利撰寫其經文的時代，信任是容易的；因為在外在世界裡，特別是在印度，他們已經創造出一種入門模式。舉例來說，商業、專門技術的行業，透過家庭來私相傳授，父親會將孩子引入門，引入這個專業裡，而孩子自然而然地相信他的父親。假如他是個農夫，他會帶著孩子去到田園，開始將耕作技術傳授給他；不管他做的是什麼買賣、什麼行業，他都會傳授給他的小孩。

以前東方的外在世界，每一件事情都是要被入門傳授的，由某個知道方法的人帶領你，這非常有幫助，因為在傳授的過程、在某個人的帶領下，你就熟悉了，因此當內在的入門傳授時機來到，你能夠信任。

信任、信賴對於當時的非技術的世界是比較容易的，技術性的世界需要狡猾、算計、數學、精明，而非純真。在技術的世界裡，假如你是天真的，就會看起來愚蠢；如果你是狡猾的，就會看起來精明、睿智。

大學所做的不過是這個，使你變得精明、狡猾、算計，你愈是會算計、愈狡猾，在這個世界你就會愈成功。

過去的東方，事情頗為相反，如果你是狡詐的，即便是在外在世界，你也不可能成功，因為唯有純真會被接受，技術並不具有太大價值，內在的品質才是那個被看重的。

過去假如一個人是狡猾的，儘管他做的鞋子比較好，在東方，也沒有一個人會向他買；他們會去找那個純真的人，也許他做的鞋沒另一個人好，但是他們會去找那個天真的人購買，因為鞋子不只是東西，它攜帶著製造者的品質。倘若有這麼一位狡猾、精明的匠師，沒有人會去找他，他將會受苦，他會是個失敗者；可是如果他是個具有品質、美好特質、純真的人，人們找的會是他，即使他做的東西不完美，人們還是會比較重視他的作品。

卡比兒是位編織師父，他一直是個編織師父，即使在他成道之後，他還是繼續編織。由於他是如此狂喜，因此他的織工不是很好，他編織時還唱歌、跳舞呢！有許多過失和錯誤發生，可是他的東西還是被看重，具有高度價值。

許多人都會等著卡比兒帶來一些東西，對他們來說，那不只是一個東西、一件日用品，那是卡比兒所做的！這個物品本身就具有固定的品質，它是出自卡比兒之手，卡比兒摸過它，而且在他編織時，會在四周跳著舞，他一直記住那神聖的，因此這個布料、衣服或任何東西已經變得神聖、聖潔，量並非問題所在，重點在於品質，技術層面是次要的，人的這個部分才是首要的。

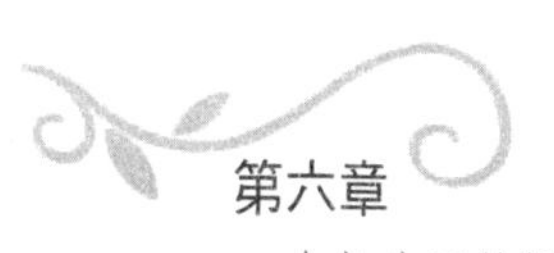

在東方，即使是外在世界，他們也已經掌握了一種模式，讓你在轉入內在時，不會對那個世界完全陌生。某些東西你會知道，某些指導方針、某些光會在你手上，你將不會走入一個全然的黑暗之中。整個社會是環繞著信任、諾言、真實的分享在運作，那是有幫助的。當一個人向內走的時間來到，這些會幫助他更容易入門，更容易去信任人。

抗爭、奮鬥、侵略性是阻礙，不要攜帶著它們，當你往內走時，把它們留在門外，假如你帶著它們，就會錯過內在的殿堂，你永遠也到不了，帶著那些東西，你不可能往內。

問四：既然現代人這麼匆忙，而派坦加利的方法似乎要花很長的時間，那你這些演講是在對誰說？

是的，現代人是匆忙的，所以剛好相反的東西會有所幫助。如果你是急切的，而因為派坦加利不急切，所以他會對你有所幫助，他是解藥，你的頭腦需要解毒劑。

用這種方式看它：因為西方頭腦尤其急切，而現在沒有其他種類的頭腦存

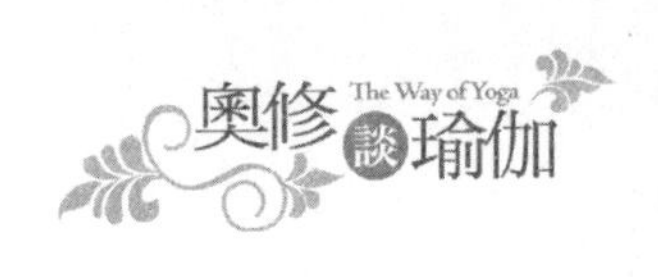

在，到處都是西方頭腦，只有程度的多寡而已，即使在東方也是如此；由於急切，它變得對禪有興趣，因為禪給了「瞬間成道」的承諾，禪看起來像是即溶咖啡，因此具有吸引力。但是我知道那時候禪不會有所幫助，因為此時這個吸引力不是因為禪，而是因為匆忙，然後你就不了解禪了。

在西方，所有關於禪的謠傳幾乎都是不正確的，它滿足了頭腦對於匆忙的需要，並不忠於禪。假如你到日本，問問禪修者，他們等待第一個三托歷的發生等了三十、四十年，即使對於瞬間成道，一個人都必須下一番功夫。成道是瞬間，但是準備時間是非常長的。就好像煮開水一樣，你把水加熱，到了攝氏一百度，水突然間就滾了，沒錯，沸騰是突然的，但是你必須將它煮到一百度，加熱需要時間，而加熱依你的強烈程度而定。

如果你匆匆忙忙，你就沒有任何熱度，因為在匆忙中，你只能夠「順便」得到禪的三托歷或成道，你會想著不知道它可否達到、不知道可不可以買得到，你會想要趕緊從他人手上奪取……它是不可能以這種方式達到的。

當你播種有季節性的花朵，在三週內，植物會準備好，而在三個月內，植物會開花、花會凋謝、會消失。假如你是急忙的，那麼與其對靜心、對瑜伽、對禪感興趣，不如去尋求藥物，因為藥物能夠給你夢，給你即刻的夢——有時候

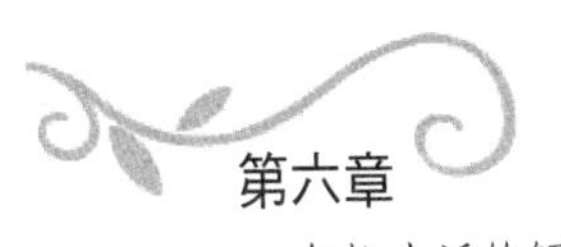

第六章

匆忙生活的解藥

來自地獄、有時來自天堂——大麻比靜心更好。倘若你急急忙忙，那麼對於你來說，沒有什麼永恆的會發生，因為「永恆」需要永恆的等待，如果你要求永恆的發生，你必須為它做好準備，匆忙不會有所幫助。

有一則禪宗諺語：如果匆匆忙忙，你就永遠也到不了。你甚至可能藉由坐著就達到，但是匆忙的話，就絕不可能抵達；沒耐心就是障礙。

假如你是匆忙的，派坦加利就是解藥；如果你不匆忙，那麼禪也同樣可行。這個陳述看起來相矛盾，可是事情就是這樣，這就是實相：相互矛盾。假如你匆匆忙忙，那麼在成道來臨前，你將必須等上好幾世；倘若你不匆忙，它可能現在就發生。

我要告訴你一個我非常喜歡的故事，那是一則古老的印度傳說：

一個往來天上與人間的使者、一位神話人物——那剌達（Narada）正要前往天堂，他就像個信差，不斷上上下下地將訊息從上面帶下來或從下面帶上去，他繼續著他的工作。他正要前往天堂，經過了一個坐在樹下戴著念珠誦唸著拉馬（Rama）之名的老和尚，這個老和尚看著那剌達說：「你要去哪裡？是要到天堂嗎？那麼請幫我個忙，問問神，我還要等多久？」沒耐心也在這個問題裡面

——「並且提醒祂，」這個老和尚繼續說著：「我做靜心和禁慾苦修已經有三世了，所有可以做的，我也都做了，每一件事都是有限度的。」

索求、期待、沒耐心……

那剌達說：「我正要去，我會替你問的。」

就在老和尚旁邊的另一棵樹下，有一個年輕人在跳著舞、吟唱著神之名，只是出於好玩，那剌達問這個年輕人說：「你也想要我替你問問：還要等多久嗎？」

然而這個年輕人是那麼處於他的狂喜之中，以致於他沒有回答。

幾天之後，那剌達回來了，他告訴這位老和尚：「我問了神，祂笑了笑說：『至少再三世。』」老和尚扔下念珠生氣地說：「這樣是不公平的！不論是誰，說神是公正的就是錯的！」

然後那剌達走到那個還在跳著舞的年輕人旁邊說：「即使你沒有提出問題，我也替你問了，但是現在我害怕告訴你，因為那個老和尚是如此的憤怒，他甚至可能會打我。」這個年輕人還是跳著舞，仍然不感興趣。

那剌達告訴他：「我問了神，而祂要我告訴你，你應該算算你正在底下跳著舞的那棵樹的葉子，同樣的數字就是在你到達之前你還要再出生的次數。」

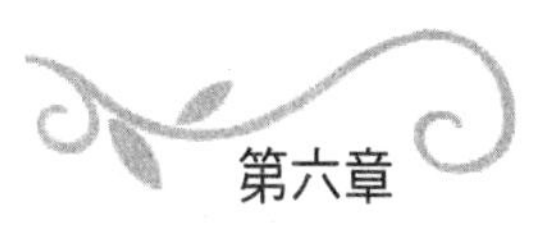

這個年輕人聽著，並且進入了如此狂喜之中，他笑了、跳著並慶祝著，他說：「這麼快？這個地球上布滿了樹，有好幾百萬、好幾百萬棵，而只要數這些葉子？就這些？這麼快？神具有無限的慈悲，我不值得啊！」

據說他馬上就達成了，就在那個片刻，他成道了。

假如你是匆忙的，那將要花上一些時間；倘若你不匆忙，成道可能就是現在這個片刻。

派坦加利是那些匆忙的人的解藥，而禪適合那些不匆忙的人，可是發生的事情剛好相反：那些匆忙的人對禪有興趣，而那些不匆忙的人有興趣於派坦加利，這是錯的。假如你是匆忙的，就選派坦加利，因為他會把你拉下來，把你帶到你的覺知裡，他講一條途徑會講很久，這將會對你造成衝擊，假如你允許他進入你，你的急切將會消失。

這就是為什麼我要談論，我談論派坦加利是因為你，因為你是匆忙的，而我希望派坦加利可以將你的沒耐心帶下來，他會把你拉下來回到實相中，他會把你帶到你的覺知裡。

問五：許多西方存在主義的思想家，如沙特、卡繆等等，已經領悟到生命的挫敗、無望和無意義，可是他們未曾知道派坦加利這樣的人的狂喜，為什麼？缺少了什麼？派坦加利就這點上，會對西方說些什麼？

是的，西方缺少了幾件事，那些對於印度的佛陀是不缺的。佛陀也到達了一個沙特碰到的點：一個存在性的絕望、極苦，感覺到一切都是無用的、生命是毫無意義的。但是當佛陀到了那個感覺一切都毫無意義的點，在印度，有了一個打開，它不是路的終點，事實上，那只是一條道路的終點，另一條路馬上就打開了。一扇門的關閉，卻是另一扇門的開啟。

這就是一個精神性文化和唯物主義文化之間的差異，一個唯物論者說：「這就是全部，生命沒有其他東西。」唯物論者說，所有你可以看見的就是實相的全部，假如它變得沒有意義，之後也沒有門會打開。一個精神性之人說：「這並非全部，眼睛可見的不是全部，有形的並非全部。」當可見的終止，突然間，新的一扇門就開啟，這不是終點，當它結束時，只是另一個向度的開始。

這是唯物概念的生命和精神性概念的生命之間的唯一不同，即世界觀的不

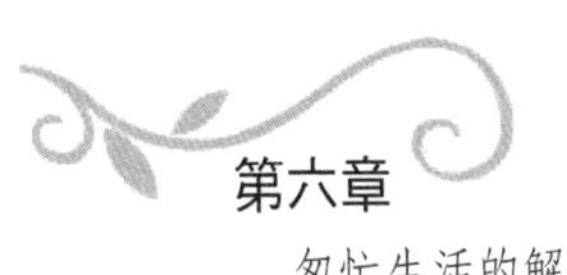

同，佛陀誕生在一個精神性的世界看法中，他也領悟到我們所做的一切都毫無意義，因為死亡在那裡，而死亡將會終結掉一切，所以做與不做的重點在哪裡？不管你做或不做，死亡來了，一切就結束了；不管你愛或不愛，年紀一大，你變成了殘花敗柳，一具骸骨；不管你過得是貧窮的生活或富裕的生活，死亡兩者都銷毀。

不管你是誰，你可能是聖人，也可能是罪人，對於死亡來說沒有什麼不同。死亡是絕對的共產主義者，平等對待所有人，聖人和罪人都歸於塵土，塵歸塵、土歸土。佛陀了解了這個，然而精神性的世界觀在那裡，周遭的環境是不同的。

我曾經說過這個關於佛陀的故事。他看到了一個老人，然後他領悟到年輕只是一個正在經過的階段，一個短暫的現象，是海洋中的一個升起又落下的波浪，在它裡面，沒有什麼是永久的、沒有什麼是永恆的，就好像夢、氣泡，隨時都會破滅。

然後他看到一個被抬著的死人，在西方，故事到這裡就會停止，老人、死人，然後就停了。但是在印度故事中，在死人之後，他看到一個桑雅士——那就是一扇門，然後他問了他的車夫：「這是什麼人，為什麼要穿赭色袍子？他發生了什麼事？他是哪一種類型的人？」

車夫說：「這個人也是領悟到生會帶來死，而他是在找尋那個不朽生命的人。」

這就是其周圍環境：生命不是終結於死亡，佛陀的故事顯示了在看見死亡之後、在感覺到生命的毫無意義之後，突然間，一個新的向度出現，一個新的視界——桑雅士，其代表著穿入更深的生命奧祕的努力，深深地滲透可見的以到達那不可見的努力。如此深入地穿透物質，因此它消失了，而你來到了基本的實相——精神能量的實相，梵文稱為「梵天」（brahma；譯注：婆羅門教三位一體之神，分別為自在天〔破壞者〕、毗紐天〔護持者〕、梵天〔絕對者〕）。

隨同沙特、卡繆、海德格，故事到了死人就結束，這個桑雅士被漏掉了，那就是闕漏的環節。

在西方，唯物主義已經變成了世界觀，即使那些西方所謂的宗教人士也全都是唯物論者，他們也許會去教堂，也許信基督教，然而那個信念甚至深不過皮毛，只是個社會形式。每個人都必須在週日上教堂，這是必須做的一件事，是要在他人眼中維持是個正常人要做的一件正常事，你是做著正當事的正常人，

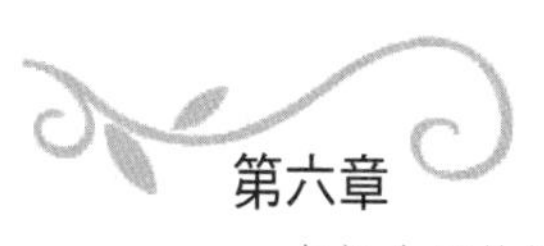

第六章

匆忙生活的解藥

這是社會形式！骨子裡，每個人都已經變成唯物主義者。

唯物的世界觀說明了：伴隨著死亡，每一件事都會結束。假如這是真的，那就沒有任何蛻變、轉化的可能性，倘若一切都將隨著死亡結束，那就沒有繼續活著的理由，那麼自殺就是正確的回答。

看到沙特繼續活下去簡直是棒透了，他本當早早在他死之前就自殺了，因為假如他真的已經了悟到生命是無意義的，那麼活著的理由何在？他不是已經領悟，就是他還對它抱著希望而未領悟到，每天一再地攜帶著這整件事的重點在哪裡？每天從床上爬起的理由何在？假如你真的感到生命的無意義，你怎麼能夠在第二天早晨從床上爬起？是為了什麼？再次重複這老掉牙的蠢事？沒道理，為什麼你還要呼吸？

這是我的了解：如果你真正了悟到生命毫無意義，呼吸會馬上就停止，重點在哪裡？你將會失去呼吸的興趣，你將不會做任何努力。沙特繼續活著並且做了數百萬件事，這個無意義並沒有真的非常深入地穿透他，它只是哲學觀點而非生活的體驗，還不是一個在內部的親密發生，只是一個哲學論點，否則，東方是敞開的，為什麼沙特不來？東方說：「沒錯，生命是毫無意義，但是之後有一扇門會開啟。」那麼讓他來到東方試圖找到這扇門。

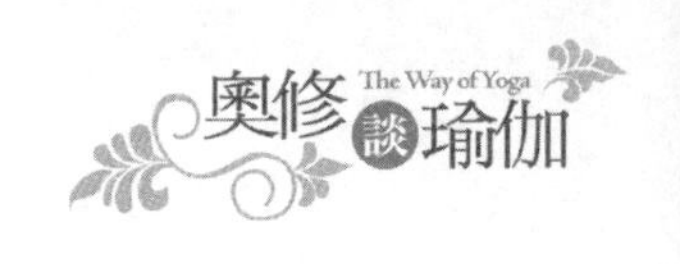

人們不光是這樣說，幾乎有一萬年的時間，許多人都面臨到領悟這件事的點，關於這件事，你無法欺騙自己。佛陀有四十年的時間活在狂喜之中，沒有任何片刻是悲慘的，你怎麼可能假裝？怎麼可能四十年的時間都在演戲，假裝你在狂喜之中？上千諸佛出生在東方，他們度過最喜樂的生命，沒有任何痛苦的漣漪升起。

派坦加利所說的不是哲理，而是一個已了悟到的事實，是一個經驗。沙特沒有足夠的勇氣，否則只會有兩種選擇：不是自殺以忠於你的哲理，就是尋找一個生命的途徑，一個新生命。在這兩個選擇中，你都離開了舊的，那就是為什麼我堅持，每當一個人來到自殺的點時——唯有那時，這扇門會打開，在那個點，會有兩種選擇：自殺或自我蛻變。

沙特沒有勇氣，他談論到勇敢、真誠、真實，但是本人卻一點也不具備。如果你是真實的，那麼不是自殺就是找到一條路脫離這痛苦，假如這個痛苦是最終的且全然的，你為什麼還要繼續活著？忠於你的哲學論點啊！似乎這個絕望、極苦、無意義也只是說說而已，是邏輯的、而非存在性的。

我的感覺是，西方的存在主義並不是真的存在性的，它只不過又是一種哲學論點，成為一個存在主義者意謂著，那必定是個覺受而非想法，沙特或許是個偉大的思想家——他確實是，但是他沒有感受到它，他沒有活在它裡面。如果你活過絕望，你注定要來到一個點，有某件事要被完成，要徹底地完成，馬上就要完成，蛻變變得急迫，成為你唯一關切的事。

你同時問到有什麼是缺少的，是世界觀，西方缺少了精神性的世界觀，否則會有許多的佛誕生，原因備妥了——絕望、無意義被感覺到了，它就瀰漫在空氣中，這個社會已經成就了富裕，並且發現它有所不足，金錢在、權力在，然而人們在內心深處感到完全的軟弱無力。情勢已成熟，但是這個世界觀欠缺著。

西方需要精神性的世界觀，如此那些已經來到生命旅程終點的人，不會感覺到它是終點，有一扇新的門會開啟，生命是永恆的，有許多次你感覺到一切都結束了，然而突然間，某個東西又開始。精神性的世界觀缺少了，一旦那個世界觀點在那裡，萬事萬物會開始湧入它。

麻煩的事情是，許多東方所謂的宗教老師開始去到西方，而他們比你更物質取向，他們在那裡純粹是為了錢，不可能帶給你精神性的世界觀，他們是推銷員，已經找到了市場所在，因為時機已經成熟，人們正在渴望某種不知道是什麼的東西，人們已被這個所謂的生命給終結、感到挫敗，準備好要跳入某種未知的、還未被活過的。市場已經準備好讓人去開拓，因此有許多來自東方的商人，他們可能被稱為上師（maharishi，印度教的精神導師），那沒什麼不同。許多商人、推銷員正在前往西方，他們去那裡只是為了錢。

至於一個真正的師父，你必須來到他，你必須找尋他、發現他，你必須做努力，一個真正的師父不可能去西方，因為只是透過前去，整個重點就失去了，西方必須來到他身邊。而且西方人來到東方學習內在紀律、覺醒，然後回到西方散布新的環境氣息，將會簡單些；西方人來到東方學習，置身在精神導師的氛圍中，然後帶著這個訊息回去，這樣會簡單多了——因為假如你回去並且在西方傳布這些消息，你將不會是個唯物論者。你不會，因為你已經當夠唯物主義者了，你已經從中畢了業。

當來自東方的窮人去到西方，當然他們會開始累積金錢，那是容易理解的。東方是貧窮的，現在已經不再渴望著精神性，正渴望著更多的金錢、更多的物質玩意兒、更多工程及原子科學。即使一個佛誕生，在東方也沒有人會去談論他，然而當印度發射了一個小小的玩具衛星，整個國家都為之瘋狂且高興，多傻啊！一個小小的原子爆炸，整個印度就感到非常快樂而驕傲，因為她已經變成了第五原子勢力國家。

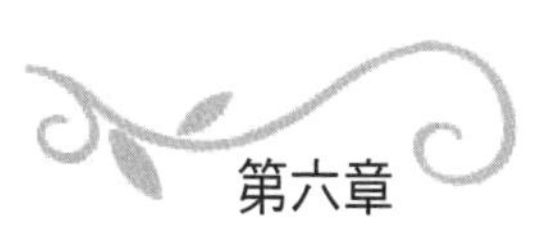

東方是貧窮的，如今正想著物質方面的事，貧瘠的頭腦總是想到物質，以及所有物質所可以給與的，東方沒有在尋找精神性的東西；西方是富裕的，而現在，西方已經準備好要去找尋。

我不知道派坦加利會對西方說些什麼，我怎麼可能知道？派坦加利是派坦加利，我不是他，但以下是我想要說的：西方已經來到一個點，在這個點會發生的不是自殺就是精神革命，這是唯一的兩個選擇，我所說的這個不只是關於個人，西方做為一個整體也是如此，西方若非將因為原子戰爭自殺——對於這個它正預備著，或者將會有一個精神性的覺醒，而時間已經所剩無幾，最多在幾年之內，西方不是將會自殺，就是會知道曾發生在人類歷史上最偉大的精神性覺醒，事情已在危機關頭。

人們來找我，他們說：「你繼續點化桑雅士，而沒有考慮那個人是否值得。」我告訴他們時間短暫，而且我不在乎那個，假如我點化了五萬人成為桑雅士，只有五十個人證明了他們是真正的桑雅士，那就足夠了。

西方需要桑雅士，在那裡的故事已經進行到抬著死人的那個點，現在桑雅士必須出現在西方，而且他還應該是西方人，而不是東方人。因為遲早東方的桑雅士將會因為所有你可以給他的而變成一個犧牲者，他會開始販賣，會成為一個售貨員，因為他來自物質匱乏的東方，金錢是他的神。

這個桑雅士應該是西方人，出生自西方根源的人，他領悟了生命的毫無意義，領悟到整個朝向唯物主義努力的挫敗，他了解到馬克思主義、共產主義和所有唯物的哲學論點都沒有用處，現在這個挫敗已在西方人的骨血裡。

這就是為什麼我的整個興趣是盡可能使愈多西方人成為桑雅士，然後送他們回到家鄉。許多沙特正在那裡等待著，他們已經看到了死亡，正在等著去看到赭色袍子，還有伴隨著赭色袍子而來的狂喜。

問六：不去與頭腦和身體認同，我還不知道怎麼做到。我告訴自己：你不是頭腦，不要聽從你的恐懼，愛你自己，成為心滿意足的……諸如此類的事。請您再解釋一次要怎麼不與之認同，或者說說為什麼我還不能了解你？

這不是告訴你自己你不是頭腦、不是身體的問題，因為那個正在訴說的就是頭腦，那就是為什麼你絕不可能擺脫頭腦，所有的話語就是頭腦本身所給的，所以你會愈來愈強調在頭腦上。頭腦非常的細微、難以捉摸，對於它，你必須

非常非常的警覺，不要使用它，假如你運用了，就是在強化它，你不可能用你的頭腦去摧毀頭腦，你必須了解到，頭腦不可能被利用在傷害它自己上頭。

當你說：「我不是身體」，這是頭腦在這樣說，當你說：「我不是頭腦」，這也是頭腦在如此說；看進事實，不要試圖說任何事情，語言、言詞表達是不需要的，只要一個深深凝視，只要看進裡面，不要說任何話。我知道你的困難在哪裡，從最開始我們就被教導不要去看而是去說，當你看到玫瑰花的片刻，你說：「多美啊！」完了！玫瑰花已經不見了，你已經扼殺她，現在在你與玫瑰之間有某種東西介入，「她是多麼美麗啊！」這些字眼現在會像一座牆一樣運作。

一個字帶來另一個字，一個念頭帶來另一個念頭，它們相伴相隨，從來不獨自出現，你絕不可能發現單一的一個念頭，它們成群地存在著，它們是群居動物，因此當你一旦說了：「這朵玫瑰好美啊！」你就進入這條軌道上，這列火車已經開始移動，現在「美」這個字將會提醒你曾經愛過的某個女人，玫瑰花已經被遺忘，美麗已經被遺忘，現在出現的是想法，是對於女人的幻想、想像和記憶，然後這個女人會帶出其他許多事情，這個你曾愛過的女人有一隻漂亮的狗，你就從這裡開始！現在它已不會有止盡。

只要去看到這個頭腦的機械裝置，它是怎麼運作的，不要去使用這個機制，

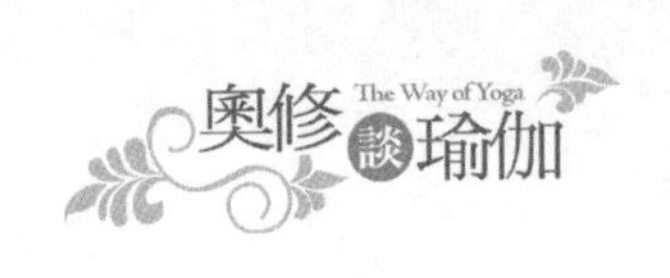

抗拒這個誘惑。那是很大的誘惑，因為你是為此被訓練的，你幾乎像是機器人一樣地運作，是全自動、無意識的。

正出現在教育界的新改革有幾個提案，其中一個是小小孩不應該先被教導語言，首先他們應該被允許一些時間讓他們的視界成形，讓經驗具體化。例如：有一隻大象，而你對孩子說：「大象是最大的動物。」你覺得你不是在說什麼荒謬的事情，你認為那是絕對合理的，而且小孩子必須被告知事實，然而沒有什麼事實需要被說出來，事實需要去經驗，在你說「大象是最大的動物」的片刻，你是在帶入某種不屬於大象的東西，你為什麼要說這隻動物是最大的動物？比較已經進入了，那並非事實的一部分。

大象就是大象，既不是大也不是小，當然，如果你把牠放在一匹馬的旁邊，牠是大，或在一隻螞蟻的旁邊，牠是非常大。在你說大象是最大的動物的片刻，你是在把螞蟻帶入，你是在帶入某種不屬於實情的東西，你在竄改事實，比較已經進入了。

只要讓孩子自己去看，不要說任何話，讓他去感覺，當你帶著孩子去花園時，不要說樹是綠的，讓孩子去感覺，讓他去吸收，簡單如「樹是綠色的」這等事，不要說。

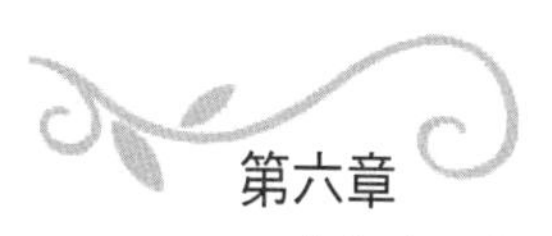

這是我的觀察，有許多次當樹不是綠色的時候，你繼續把它看成綠色，而那裡有著許許多多不同濃淡的綠。不要說樹是綠色的，因為這樣，孩子就只會看到綠色，任何的樹他都只會看成綠色，綠色不只是一個顏色，它具有千百種不同的濃淡。

讓孩子去感覺，讓他去吸收每一棵樹的獨特性，事實上，是每一片葉子。讓他吸收進去，讓他變成一塊海綿，吸收著實相、它的真實以及存在性。一旦他已經好好地根著於地，他的經驗已經好好扎根，再教給他語言、文字，屆時語言、文字就不會再干擾他，不會摧毀他的視界、他的明晰，然後他就能夠運用語言而不被困擾。現在，語言和文字不斷地擾亂你。

所以要去做的是什麼？開始看著事物而不加以命名，不為它們貼標籤、不說好或壞，不加以劃分。就只是去看，允許事實在那裡呈現於你眼前，不帶有評斷、譴責、激賞這類感覺，讓它全然赤裸的在那裡，完完全全地把你自己帶到它跟前，學習著如何不去運用語言、文字，解除這個制約、這個內部永不間斷的嘮叨。

你不可能突然間就做到，你必須漸進地、慢慢地來，唯有這樣，最後你才能純粹地觀看你的頭腦，不需要說：「我不是頭腦。」如果你不是頭腦，那這樣說

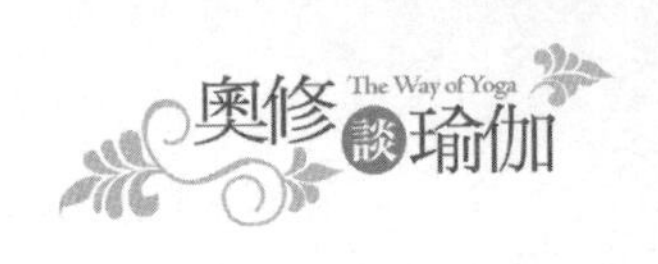

的重點在哪裡？不是就不是。假如你是頭腦，重複著你不是頭腦的重點又在哪裡？只是藉由重複這個句子，是不可能轉變出領悟的。

注意看，什麼話都不要說，頭腦像一個永不間斷的交通噪音，看著它，坐在旁邊看著它，看看這就是頭腦，不需要製造任何敵意。只要觀看，就在那個觀看中，突然有一天，意識就轉換、改變了，那是一個大逆轉，焦點赫然從客體轉到主體——假如你是觀看者的話。在那個片刻裡，你知道你不是頭腦，那不是說不說出口的問題，它不是學理，在那個片刻你就是知道，不是因為派坦加利這樣說，不是因為你的理性、智性這樣說，一點理由也沒有，純粹就是這樣，事實在你身上迸發，真理對你顯現。

然後突然間，你是那麼的遠離頭腦，你將會大笑，在一開始你怎麼能夠相信你就是頭腦，怎麼能夠相信你就是身體，它只會看起來荒謬，你會嘲笑這整個愚蠢。

「不去跟頭腦和身體認同，我還不知道要怎麼做？」是誰在問這個問題？馬上看著它，是誰在問「要怎麼做」？這是頭腦要操控，頭腦想要支配，現在頭腦甚至想要利用派坦加利，它說：「完美的事實，我已經了解到你並不是頭

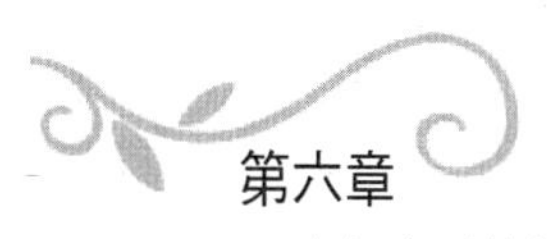

腦。」一旦你認識到你不是頭腦，你就會變成一個超級頭腦，頭腦裡面升起了貪婪，頭腦說：「很好，我必須變成一個超級頭腦。」

貪婪於那最終的和那至喜的，貪婪於置身永恆、成為神，這些已經浮現在腦海裡，頭腦說：「現在，我不可以休息，除非我到達那最終的，知道它是什麼。」頭腦問：「要怎麼做？」

記住，頭腦總是問著要如何去做一件事，「如何」是頭腦的一個問題，因為如何表示技法，如何意謂著：「告訴我方法，如此我就能夠去支配、去操控，給我技法。」頭腦是個技師，「只要傳授我技術，我就能夠這麼做。」

沒有覺察的技術，你必須透過去覺知以成為覺知的，沒有技術。愛的技術是什麼？你必須去愛，才能知道愛是什麼；游泳的技術是什麼？你必須去游泳，當然一開始你游的有一點雜亂無章，漸漸地你學習著……但是你是透過游泳來學習的，沒有其他方法。

假如某個人問你：「騎腳踏車的方法是什麼？」你確實騎著腳踏車，你知道怎麼騎，可是如果某個人問你，你只會聳聳肩，然後說：「很難去說。」技術是什麼？你怎麼讓自己平衡於兩個輪子上？你必定做了什麼。你是在做什麼但是並非當作技術，倒不如說是一個熟練的訣竅，技術是可以被教導的，而熟練的竅門是你必須去知道的，技術可以被轉化成教導，但訣竅是你可以學習卻不能被教的，所以逐次地學習吧！

從比較不複雜的事情開始，不要驟然就跳到最錯綜複雜的事情上。這是最後一步也是最複雜的事情：去覺察頭腦，觀看頭腦並且看到你不是頭腦；要看得如此深入，以致於你不再是身體也不再是頭腦。這是最後的一件事，不要跳過，要從小事情開始。

當你感到飢餓時，只要看著這個事實，飢餓是在哪裡？在你裡面或在你外面的某個地方？閉上眼睛，在你黑暗的內在摸索一番，試著去感覺、觸摸並且找出飢餓在哪裡？

當你頭痛，在你吃阿斯匹靈之前，做個小小的靜心，也許到時候阿斯匹靈就不需要了。只要閉上眼睛，感覺頭痛確切的位置，把它標出來，將焦點放在上面；然後你將會詫異，它並不是你之前想像的那麼嚴重，疼痛並沒有遍布整個頭部，它有一個所在，當你愈靠近這個位置，你會變得跟它愈有距離。頭痛愈是分散，你就愈與之認同；愈是清楚、聚焦在一點，有界定、完全地標記出並且局限在局部，你就愈跟它保持距離。

之後會來到一個點，會像針頭一樣完全的聚焦，然後你會有幾個瞥見，有時這個針頭會消失，頭痛就不在了，你會感到驚訝：「它跑到哪裡去了？」它又會來到，再次聚焦，又會再度消失。在完全的聚集焦點中，頭痛消失了，因為在完全的聚焦時，你是如此遠離你的頭部，以致於你不能感覺到頭痛。試試看，從小事開始，不要這麼快就跳到最後一件事上。

派坦加利也是歷經了一段長遠的路途，才來到這些辨別力、覺知的經文。他一直談論著這麼多事情做為預備工作，那些是基本條件，是最需要的，除非你已經完成了所有他所說的，否則純粹只是不去與頭腦和身體認同，將會是困難的。所以絕對不要問「如何」，這一點兒也不是「怎麼做」的問題，它是一個簡單的了解。如果你了解我，在那份了解中，你將能夠看到那個點，我不是說你將能夠了解它，而是說你將能夠看到它；因為在我們說「了解」的片刻，智力進入，頭腦開始運作，「看見」是某種跟頭腦無關的。

當你走在一條偏僻小徑，太陽正在西沉，黑暗正在籠罩，突然間，你看到一條蛇正穿越小徑，你會怎麼做？要思考一下？想想要做什麼、怎麼做、問問誰嗎？你就只是跳開這條路，那個跳開就是一個看見，跟頭腦的作用無關，跟思考無關。等一下你會思索，但是現在它只是一個看見，事實是蛇就在那裡，在你覺察到蛇的片刻，你就跳開那條路了。

那必定是如此，因為頭腦需要時間，而蛇是不花時間的，你必須不經過頭腦就跳開。頭腦是個過程，蛇比頭腦還要快速，蛇不會去等待，不會給你時間去想想要怎麼做；驟然間，頭腦就被擺在一旁，而你出於無念而運作，從你的本性來運作，處在深刻的危險中，都會是這樣的。

這就是為什麼人們是如此被危險所吸引的理由，開著快車，時速一百六十公里或者更快，令人激動、興奮的是什麼？那個令人刺激的是來自無念。當你開著時速一百六十公里的車子時，根本沒有時間讓你去思考，你必須出自於無念的狀態來運作，假如有什麼事情發生，而你開始思索著這件事，你就死啦，你必須馬上行動，沒有一個片刻可以被浪費。所以車速愈快，頭腦就愈被放在一旁，而你感覺到深深的顫動——一個極其美妙的活著的感覺，就好像直到目前為止你都是死的，而突然間，你將所有死寂拋下，生命在你裡面升起。

危險具有一種深刻的、催眠般的吸引力，這個吸引力是出自無念。假如你可以藉由坐在一棵樹或一條河流旁邊，或只是在你的房間就做到無念，那就沒有必要冒這樣的險。無念在任何地方都能被達到，只要將頭腦放在一旁；不論在哪裡，只要你可以把頭腦擺在一旁，不讓頭腦介入地去看事情。

我曾經聽說：

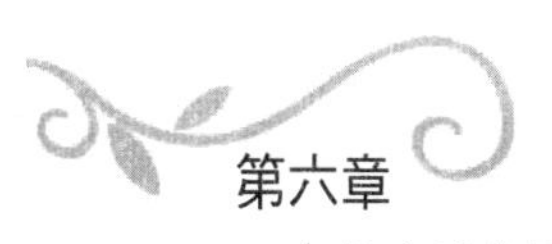

一個人類學家在爪哇遇到一個鮮為人知的部落正在進行喪禮儀式，當一個人死了之後，他們把他埋了六十天，再將其挖出，他被放置在一個陰暗房間的冰涼地板上，二十位部落最漂亮的少女，全身赤裸裸地圍著這具死屍大跳艷舞三個小時。

「你們為什麼這麼做？」這位人類學家問著部落頭目。

頭目回答：「假如他沒有起來的話，我們就確定他真的死了！」

那或許是來自被禁止之事的吸引力，假如性是被禁止的，它就變得有吸引力，因為所有被允許去做的都變成了頭腦的一部分，試著去了解這點。所有被允許的事情都變成了頭腦的一部分，已經被輸入電腦程式中，你被期待去愛你的太太或先生，這是頭腦的一部分。然而那個你開始對他人的老婆感興趣的片刻，就不是頭腦的一部分，它沒被程式化，給了你某種自由、某種離開社會軌跡的自由。在那個社會的軌跡裡，一切都是便利、舒適的，但也都是死寂的，你變得對某人的老婆大感興趣，而那人也許也對他的老婆感到厭煩，他或許正試著要找到其他方法再次變得活生生，他甚至可能正垂涎著你的老婆。

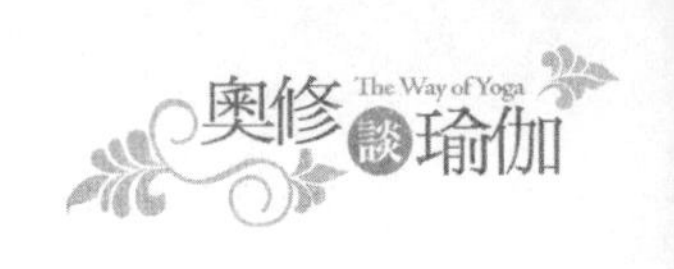

問題不在於特定的女人或男人，而是在於那個被禁止的、不被允許的，那個不道德的、被壓抑的，那些不屬於你那被認可的頭腦的一部分，它們還未被餵進你的頭腦裡。

除非一個人能夠完全成為無念的，否則這些吸引力會持續下去。

這是整件事的荒誕之處：這些吸引力是被那些認為自己是道德的、清心寡慾的、宗教的人士所創造。他們愈是拒絕某個東西，它就變得愈有吸引力、更誘人，因為它給了你脫離常規的機會，給了你逃到某個不屬於社會的地方的機會，否則這個社會將繼續不斷地、無所不在地推擠著你。即使你跟老婆做愛時，社會也站在那裡觀看著；即使在你的私生活中，社會也會在那裡，如同它在其他任何地方一樣。這個社會是在你的頭腦裡，在那個被輸入你頭腦的程式裡，它繼續不斷作用著，是非常巧妙、詭詐的一個設計。

偶爾，每個人都會感到有種需要，想去做某種不被許可的事情，想對某些總是被強迫要說「不」的事情說「是」，只是為了反對什麼，而那個「什麼」正是社會所給你的程式。

愈是嚴謹的社會，叛逆的可能性愈大；愈自由的社會，叛逆的可能性愈小。我會稱一個社會是革命創新的，唯有當其中的叛逆者都消失，因為此時他

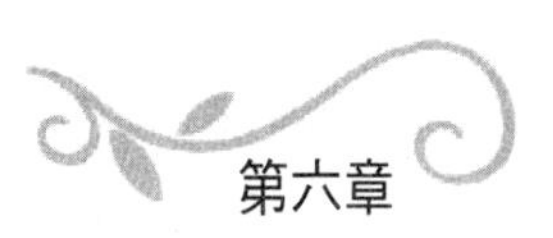

們已不再需要叛逆了；假如一個社會沒有排斥任何東西，也沒有任何病態的吸引力，我會稱它是自由的。假如社會反對藥物，這些禁藥會吸引你，因為它們給你一個機會去將頭腦放置一旁，你已經承受太多的重擔了。

記住，這可以不透過自我毀滅就達到，當你做著某件社會不允許的事情時，來到你身上的刺激、興奮是來自無念的狀態，但這卻是你付出極大代價所得到的。有些小孩躲在牆後的某處抽菸，觀察他們臉部的表情，是那麼的快活，他們會咳嗽、淚水會充滿眼睛；吸進菸再吐出去純粹是愚蠢，我不說它是過錯，一旦你說它是過錯或罪惡，它就會誘惑人，我僅僅說它是傻的、不聰明的。

看看一個口裡吞雲吐霧的小孩，觀察他的臉，也許他陷入大麻煩中，整個呼吸系統正處於困難狀態，他正在作嘔，眼淚也跑出來了，而且他感到緊張，但是對於能夠做某件不被允許的事，他還是覺得快活。能夠做不屬於頭腦的事，做不被期待去做的事，他感覺到自由。

這透過靜心可以很容易就達到，不需要走在如此自我毀滅的道路上，如果你可以學習怎麼將頭腦擺在一邊……

在你誕生時，你沒有頭腦，不帶任何念頭出生，那就是為什麼你不記得你生命中的那幾年，在最初的三、四或五年，你不記得了，為什麼？你在那裡啊，為什麼會不記得？因為那時頭腦還未成形。當你回溯，你可以記得某些接近四歲左右的事情，然後突然間就一片空白，之後你就無法進入更深，到底怎麼了？你非常神氣活現地活在那裡，事實上，那比你再有的生命階段都還要生氣盎然。

科學家說，一個孩子四歲時，就已經學會、知道、理解了他一生要學的知識的百分之七十五。四歲就學到百分之七十五！你已經活過你生命的百分之七十五，但是卻沒有記憶？因為頭腦在當時還未成形，語言、文字還未學習，事物還未被分類標記；除非你可以歸類一個東西或一件事，否則你不可能記得，要怎麼去記得？你無法將它歸檔在你頭腦的某個地方，你沒有它的名稱，因此首先是要學習名稱，然後你就可以記憶。

孩子不帶頭腦地誕生，為什麼我要強調這件事？這是為了要告訴你，你的本性沒有頭腦也可以存在，頭腦並非一定要在那裡，它只是有用於社會的一個構造，不要太過迷戀這個構造，保持寬鬆的距離，好讓你可以溜開它。這是困難的，但是假如你開始這麼做，慢慢地你就能夠做到。

當你從辦公室回家時，在路上試著完全丟掉辦公室的一切，一再地記住你正在回家，不需要把辦公室帶回去，試著不要記得辦公室的一切，假如你抓到自

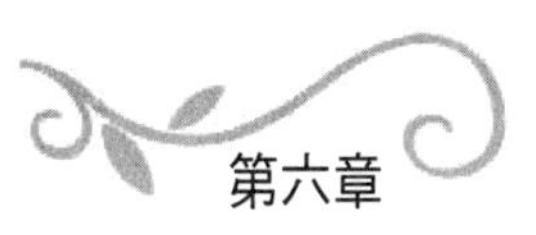

己在回想起辦公室的某件事，馬上將它丟掉，脫離它、溜開它，下決心回到家，你人就是在家的。當你在辦公室的時候，忘掉所有家裡的一切，妻子、小孩和所有事。慢慢地，學著去使用頭腦，但不被它使用。

當你去睡覺，頭腦繼續運作著，你一再說：「停！」但是它沒在聽，因為你從未訓練它聽從你，否則在你說停的瞬間，它就必須停止。它是個機械裝置，這個裝置不能說不，你將電扇打開，它就必須運作；關掉它就必須停止。當你停止電扇時，它不能說：「不要！我還要再轉一會兒。」

頭腦是個生物電腦，是非常精密的裝置，非常的有用，是個極佳的僕人，卻是個非常差勁的主人。

所以只要更加警覺，試著更多的觀照，每天有幾個片刻，或倘若你做得到的話是幾個小時的時間，不要攜帶著頭腦。有時候去河裡游泳時，當你把衣服放在岸邊時，也把頭腦放在那裡；做一個把頭腦放在那裡的動作，然後警覺地、散發著警覺地、不斷地記得這件事地進入河裡。我不是說用語言將它說出來，我不是說你持續對自己說：「不！我不是頭腦。」那就是頭腦；所以，只是一個非語言的、緘默的了解。

當你坐在花園裡，躺在草坪上時，忘了頭腦，沒這個需要；陪同孩子遊玩時，忘掉頭腦，這也不需要；愛你的妻子時，也忘了頭腦。吃東西時，攜帶著頭腦的重點何在？或是淋浴時，把頭腦帶進浴室的理由在哪裡？只要循序漸進、慢慢的……不要做過頭，這樣你將會失敗。假如你打算做得過火，那將會是困難的，然後你就會說：「這根本不可能！」不要這樣，一點一點地做。

讓我告訴你一則趣聞：

可汗（Cohen）有三個女兒，他拚命地找女婿，一個年輕人出現在地平線那端，可汗逮住他，在豐盛的一餐之後，三個女兒一個一個地站到他面前，最大的女兒瑞琪相貌極其平凡，事實上，她絕醜；第二個女兒愛絲特並不真的很難看，但是很明顯的豐腴，事實上，她是肥；第三個叫索妮亞，以任何標準來說都是個標緻、可人的美女。

可汗把年輕人拉到一旁說：「好啦！你對她們有什麼看法？我有嫁妝要給她們，不要擔心。五百磅給瑞琪，兩百五十磅給愛絲特，三千磅給索妮亞。」

這個年輕人震愕朗聲：「為什麼！為什麼你給最漂亮的女兒這麼多的嫁妝？」

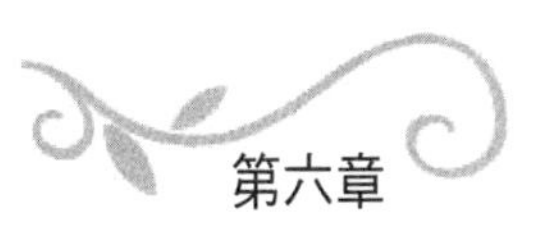

可汗解釋：「喔，是這樣的，她只是稍微有一點點懷孕。」

每天開始增加一點點的懷孕——帶著覺知，不要以批發買賣的方式處理，一點一點的慢慢來，不要想做過頭，那個也是頭腦的詭計。每當你看到重點時，頭腦就試圖要做過頭，當然你會失敗；在你失敗後，頭腦會說：「看吧！我一直告訴你這是不可能的吧！」設定小小的目標，一次跨出一步，甚至一公分一公分的來，不要急躁，生命是永恆的。

這是頭腦的詭計，頭腦說：「現在你已經看到了重點，馬上就這麼做——要成為不與頭腦認同的。」當然頭腦會嘲笑你的愚蠢，累世以來，你一直訓練你的頭腦、訓練你自己去認同，然後在突然閃過的一個片刻，你要逃離它，這不是這麼簡單的。一點一點、一公分一公分、慢慢地感覺你的道路再去行動，不要要求過多，否則你會失去對自己的信心，一旦信心失去了，頭腦就成為常駐的主人。

好幾次人們都試著要這麼做，一個人抽菸抽了三十年，然後突然有一天，在一個瘋了的片刻，他決定再也不抽菸。一個小時、兩個小時，他繼續下去，但是有一個很強的欲望升起，一個驚人的欲望升起了，他整個人似乎在翻騰，一團混亂。漸漸地，他覺得這實在太超過了，他所有的工作都停了下來，他沒辦法在工廠工作，沒辦法在辦公室工作，幾乎是一直被渴望抽菸的菸雲籠罩，這似乎太過困擾了，要付出這麼大的代價。然後在另一個瘋狂的片刻，他把香菸拿出口袋，開始抽起菸，並且覺得放鬆下來。可是他已經做了一個非常危險的實驗。

在沒有吸菸的那三個小時裡，他已經學習到關於自己的一件事：他是軟弱無力的，做不了任何事，無法遵循一個決定，沒有任何毅力，沒有力量。一旦這個進駐，漸漸地進駐到每個人心裡……你試了一次戒菸，另一次節食，再一次是別的事，而一次又一次的，你失敗了，這個失敗在你裡面變成了恆久不變的東西，漸漸地，你開始變成一塊浮木，你會說：「我做不了什麼事。」然而假如你覺得你沒辦法做到，那麼誰能做到呢？

這整件蠢事的發生是因為頭腦要了你，它告訴你馬上就做一件需要良好訓練和紀律的事，然後讓你覺得自己虛軟無力，假如你是無能的，頭腦就變得非常強而有力，兩者一直都是有比例關係的——假如你強而有力，頭腦就變得軟弱無力。倘若你很強，頭腦就不可能強；如果你無能，它就會變強。頭腦仰賴你的能量維生，立足於你的失敗上，活在你戰敗的本我、戰敗的意志上。

永遠不要把事情做過頭。

我聽說過一位中國神祕家孟子的故事，他是孔子優秀的門生：

一個吸食鴉片的男人來找孟子，他說：「這非常的不可能，我已經試過每一種途徑、每一種方法，每件事情最終都失敗了，我是個徹底的失敗者，你可以幫助我嗎？」

孟子試著去了解他的故事，然後了解發生了什麼事：他已經做得過頭了。他給了這個男人一截粉筆並且告訴他：「用這枝粉筆掂你鴉片的重量，每當你秤重時，寫下一，下一次寫二，再來寫三，然後繼續將你吸食鴉片的次數記在牆壁上，一個月之後我會來找你。」

這個男人試了，每一次他食用鴉片，就秤了粉筆等重的量，粉筆漸漸地、非常緩慢地消失，由於每一次他都必須寫下「一」，然後用同一枝粉筆寫下二、三，它開始消失了。在剛開始時，這幾乎看不出來，每次量都被減少，以一種非常隱約的方式。一個月後，當孟子去看他時，這個人笑了，他說：「你設計我！但是它有用！它是這麼的不起眼，我感覺不到改變，可是改變正在發生，一半的粉筆消失了，而隨著這半截粉筆，一半量的鴉片也消失了。」

孟子對他說：「假如你想要抵達目的地，絕對不要奔跑，慢慢地走。」

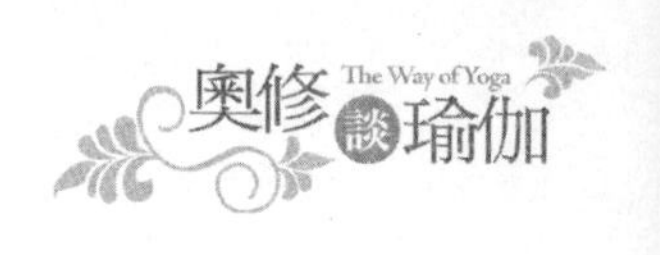

孟子最有名的格言之一就是：如果你要抵達，絕不要跑。假如你真的想要到達，甚至不需要去走，若你真的想要到達，你已經在那裡了，走慢一點！假如這個世界有聽孟子、孔子、老子和莊子在說些什麼，這會是一個全然不同的世界。如果你去問他們要怎麼經營奧林匹克運動會，他們會說：「把獎牌頒給最先被打敗的人，把金牌頒給最慢的步行者，而不是最快速的跑者。讓競爭存在，但是獎牌頒給最慢的人。」

假如在生命中你慢慢來，你將會得到很多，而且伴隨著恩典、壯麗和尊貴。不要狂烈，生命不可能被任何暴力所改變。機靈點，佛陀對它用了一個特別的字，他稱之為「方便」（upaya；譯注：為了接引眾生之權宜的方式）——成為有技巧的。那是一個錯綜複雜的現象，注意看每一步，要非常小心謹慎地走，你是在極其危險的地方行走，就好像走在兩座山峰間的鋼索上，像個走繩索的人，在每一個片刻保持平衡，不要想用跑的，否則失敗就是注定的。

「不去與頭腦和身體認同，我還不知道怎麼做。我告訴我自己：你不是頭腦，不要聽從你的恐懼、愛你自己、要心滿意足……」

停止所有這些沒有意義的話，不要對頭腦說任何話，因為這個述說者就是頭腦；寧可靜下來並且傾聽，在寂靜中，頭腦不在，在沒有字句的小小空檔中，沒有頭腦的存在。

頭腦是完全的語言表達者，它是語言，所以開始滑進這些空隙裡，有時候只要看著，就好像你是個白痴，不去想只要看。偶爾去觀察那些被稱為白痴的人，他們就只是坐在那裡，觀看著但是卻又沒有看著任何東西，放鬆，完全的放鬆，他們的臉具有一種美，沒有緊張，沒有什麼要去做的，完全的安然自在、在家的感覺。只要去觀察他們。

倘若你每天可以像個白痴般地坐一個小時，你將會到達。

老子說過：「除了我之外，每個人似乎都非常精明，我看起來像個白痴。」最出名的小說家之一杜斯妥也夫斯基在日記中寫到，他年輕時有一次癲癇痙攣，在那次昏厥之後，第一次他可以了解到實相是什麼，緊接著那個痙攣，一切變得絕對的寂靜，思想停止，其他人正急著要找到藥和醫生，然而他卻是如此愉快。這個癲癇痙攣給了他進入無念的一瞥。

如果你知道有許多癲癇患者都變成神祕家，你可能會很訝異，許多神祕家曾經癲癇發作過，甚至是拉瑪克里希那。拉瑪克里希那會進入那個痙攣，在印度不稱痙攣，而是三摩地。印度人是聰明人，當你要為一件事物命名時，何不取個美麗的名字？假如我們稱它為無念，它看起來是絕對的好。若我說：「成為一個白

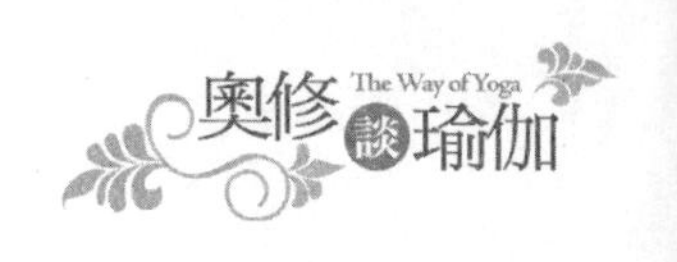

痴。」你會覺得被打擾、不自在；假如我說：「成為無念的。」每一件事都沒有問題，但那是一樣的狀態。

白痴是在頭腦之下，而靜心者是在頭腦之上，兩者都是不具有任何頭腦的，我不是在說白痴和靜心者完全一樣，而是說，某些東西是類似的。白痴並沒有覺知到無念；但是一個無念之人是覺知於他的無念的。兩者有很大的不同，但是也有相似點。悟道者和瘋子之間有一個特定的相似處，在蘇菲宗派裡，悟道者被稱為「狂人」，已經領悟之人以狂人之名為眾人所知，在某個方面他們都是瘋狂的，他們已經脫離了頭腦。

漸漸地、慢慢地學習，即使你可以擁有幾秒鐘這種極妙的白痴狀態，在你沒想任何事情時，在你不知道你是誰時，在你不知道為何你在時，在你什麼都不知道而深入那個無知識的狀態時……在深深的無知中、在無知的深深寧靜裡，就在那個寂靜中，你不是身體、不是頭腦的這個視界會開始出現在你身上，不是你將述說出！它會是一個事實，就像太陽在那裡照耀著，你不需要說那裡有太陽和陽光；好像鳥兒在歌唱，不需要去說牠們正在歌唱，你可以只是聽著並且覺知，不說出口就知道牠們正在歌唱。

以同樣的方式，慢慢地準備好你自己，有一天你將領悟到：你既不是身體也不是頭腦，甚至不是這個本我、這個靈魂，你是浩瀚的空，你什麼都不是，只是一個空性（**no-thingness**）。你在——但是沒有邊界、沒有限制、沒有劃分、沒有定義，在那絕對的寧靜裡，一個人臻至完美，來到生命、來到存在的最高峰。

生命潛能出版圖書目錄

心靈成長系列		作者	譯者	定價
ST0111	如何激發自我潛能	山口　彰	鄭清清	170
ST0137	快樂生活的新好男人	巴希克	陳蒼多	280
ST0144	珍愛	碧提	黃春華	190
ST0147	揭開自我之謎	戴安	黃春華	150
ST0149	揮別傷痛	布萊克	喬安	150
ST0159	扭轉心靈危機	克里斯・克藍克	許梅芳	320
ST0161	與慈悲的宇宙連結	拉姆・達斯＆保羅・高曼	許桂綿	250
ST0165	重塑心靈	許宜銘		250
ST0166	聆聽心靈樂音	馬修	李芸玫	220
ST0167	敞開心靈暗房	提恩・戴唐	陳世玲／吳夢峰	280
ST0168	無為，很好	史提芬・哈里森	于而彥	150
ST0172	量身訂做潛能體操	蓋兒・克絲＆席拉・丹娜	黃志光	220
ST0173	你當然可以生氣	蓋莉・羅塞里尼＆馬克・瓦登	謝青峰	200
ST0175	讓心無懼	蘭達・布里登	陳逸群	280
ST0176	心靈舞台	薇薇安・金	陳逸群	280
ST0177	把神祕喝個夠	王靜蓉		250
ST0179	最高意志的修煉	陶利・柏肯	江孟蓉	220
ST0180	靈魂調色盤	凱西・馬奇歐迪	陳麗芳	320
ST0181	情緒爆發力	麥可・史凱	周晴燕	220
ST0183	給生活一帖力量——現代人的靈性維他命	芭芭拉・伯格	周晴燕	200
ST0184	治療師的懺悔——頂尖治療師的失誤個案經驗分享	傑弗瑞・柯特勒＆瓊恩・卡森	胡茉玲	280
ST0186	瑜伽上師最後的十堂課	艾莉絲・克麗斯坦森	林惠瑟	250
ST0188	催眠之聲伴隨你（新版）	米爾頓・艾瑞克森＆史德奈・羅森	蕭德蘭	320
ST0190	創造金錢（上冊）——運用磁力彰顯財富的技巧	珊娜雅・羅曼＆杜安・派克	沈友娣	200
ST0191	創造金錢（下冊）——協助你開創人生志業的訣竅	珊娜雅・羅曼＆杜安・派克	羅孝英	200
ST0195	擁舞生命潛能（新版）	許宜銘		220
ST0196	內在男人，內在女人——探索內在男女能量對關係與工作的影響	莎加培雅	沙微塔	250
ST0197	人體氣場彩光學	喬漢娜・費斯林傑＆貝緹娜・費斯林傑	遠音編譯群	250

ST0198	水晶高頻治療——運用水晶平衡精微能量系統	卡崔娜．拉斐爾	弈蘭	280
ST0199	和內在的自己玩遊戲	潔娜．黛安	黃春華	200
ST01100	和內在的自己作朋友	潔娜．黛安	黃春華	200
ST01101	個人覺醒的力量——增強心靈感知與能量運作的能力	珊娜雅．羅曼	羅孝英	270
ST01102	召喚天使——邀請天使能量共創幸福奇蹟	朵琳．芙秋博士	王愉淑	280
ST01103	克里昂靈性寓言故事——以高層心靈的視界，突破此生的課題與業力	李．卡羅	邱俊銘	250
ST01104	新世紀揚昇之光——開啟高次元宇宙奧祕與揚昇之鑰	黛安娜．庫柏	鄭婷玫	300
ST01105	預知生命大蛻變——由恐懼走向愛的聖魂進化旅程	弗瑞德．思特靈	邱俊銘	320
ST01106	古代神祕學院入門書——超感應能力與脈輪開通訓練	道格拉斯．德龍	陶世惠	270
ST01107	曼陀羅小宇宙——彩繪曼陀羅豐富你的生命	蘇珊．芬徹	游琬娟	300
ST01108	家族系統排列治療精華——愛的根源回溯找回個人生命力量	史瓦吉多	林群華、黃翎展	380
ST01109	啟動神祕療癒能量——古代神祕學院進階療癒技巧	道格拉斯．德龍	奕蘭	280
ST01110	玩多元藝術解放壓力	露西雅．卡帕席恩	沈文玉	350
ST01111	在覺知中創造十大法則	弗瑞德．思特靈	黃愛淑	360
ST01112	業力療法——清除累世障礙，重繪生命藍圖	狄吉娜．沃頓	江孟蓉	320
ST01113	回到當下的旅程——靈性覺醒道路上的清晰引導	李耳納．傑克伯森	鄭羽庭	360
ST01114	靈性成長——與大我合一的學習之路	珊娜雅．羅曼	羅孝英	320
ST01115	如何聆聽天使訊息	朵琳．芙秋博士	王愉淑	220
ST01116	天使之藥	朵琳．芙秋博士	陶世惠	340
ST01117	影響你生命的12原型	卡蘿．皮爾森	張蘭馨	400
ST01118	啟動天使之光	黛安娜．庫柏	奕蘭	300
ST01119	天使數字書	朵琳．芙秋博士	王愉淑	250
ST01120	天使筆記書	生命潛能編輯部		200
ST01121	靈魂之愛	珊娜雅．羅曼	羅孝英	350
ST01122	再連結療癒法——來自宇宙能量的治療的奇蹟	艾力克．波爾	黃愛淑	380

ST01123	Alpha Chi 風水九大封印——風水知識的源頭與九大學派的演變	阿格尼・艾克曼&杜嘉・郝思荷舍	林素綾	360
ST01124	預見未知的高我	弗瑞德・思特靈	林瑞堂	380
ST01125	邀請你的指導靈	桑妮雅・喬凱特	邱俊銘	380
ST01126	來自寂靜的信息	李耳納・傑伯克森	鄭羽庭	320
ST01127	呼吸的神奇力量	德瓦帕斯	黃翎展	270
ST01128	當靜心與諮商相遇	史瓦吉多	李舒潔	380
ST01129	靈性法則之光	黛安娜・庫柏	沈文玉	320
ST01130	塔羅其實很簡單	M. J. 阿芭迪	盧娜	280
ST01131	22 個今生靈魂課題	桑妮雅・喬凱特	林群華	360
ST01132	跨越 2012——邀請您共同邁向黃金新紀元	黛安娜・庫柏	吳瑩榛	360
ST01133	地心文明桃樂市(第一冊)——第五次元拉姆妮亞的揚昇之道	奧瑞莉亞・盧意詩・瓊斯	陳菲	280
ST01134	齊瑞爾訊息：創世基質	弗瑞德・思特靈	邱俊銘	340
ST01135	開放通靈——如何連結你的指導靈	珊娜雅・羅曼&杜安・派克	羅孝英	350
ST01136	綻放直覺力——打造你的私房通靈工作坊	金・雀絲妮	許桂綿	280
ST01137	點燃療癒之火——靈性治療，最深的靈魂探索	凱若琳・密思博士	林瑞堂	380
ST01138	地心文明桃樂市(第二冊)——人類揚昇的光啟之道	奧瑞莉亞・盧意詩・瓊斯	黃愛淑	300
ST01139	創造生命的奇蹟：“我值得擁有一切美好的改變”	露易絲・賀	蕭順涵	250
ST01140	齊瑞爾訊息：重返列木里亞	弗瑞德・思特靈	林瑞堂	380
ST01141	朵琳夫人教你認識大天使	朵琳・芙秋博士	陶世惠	280
ST01142	克里昂訊息：DNA靈性十二揭密	李・卡羅	邱俊銘	380
ST01143	重拾靈魂悸動	桑妮雅・喬凱特	丘羽先	280
ST01144	朵琳夫人的天使水晶治療書	朵琳・芙秋博士	陶世惠	300
ST01145	喜悅之道（25週年新版）	珊娜雅・羅曼	王季慶	300
ST01146	地心文明桃樂市(第三冊)——第五次元協定：與神合一之道	奧瑞莉亞・盧意詩・瓊斯	黃愛淑	380
ST01147	女人愈熟愈美麗——人生築夢40起跑	莎拉・布洛考	盧秋瑩	350
ST01148	催眠之聲伴隨你（新版）	米爾頓・艾瑞克森&史德奈・羅森	蕭德蘭	360
ST01149	創造生命的奇蹟——你的人生不一樣！	露易絲・賀&雪柔・李察森	江孟蓉	250

ST01150	發現亞特蘭提斯：攜手回歸黃金時代	黛安娜・庫柏＆莎朗・赫頓	林瑞堂	380
ST01151	光行者：人間天使工作手冊	朵琳・芙秋博士	林瑞堂	320
ST01152	塔羅逆位牌：逆轉塔羅解牌的視野	瑪莉・K・格瑞爾	林群華	320
ST01153	卡崔娜水晶三部曲之一：水晶光能啟蒙	卡崔娜・拉斐爾	鄭婷玫&陶世惠	300
ST01154	創造生命的力量（隨書附贈內在孩童療癒之旅引導式冥想CD）	露易絲・賀	吳品瑜	280

光之冥想系列		作者	譯者	定價
ST13001	創傷療癒——十二階段解除創傷制約（書＋十二段身體創傷工作引導式練習雙CD）	彼得・列汶	黃翎展	480
ST13002	淨化脈輪引導式冥想——晨昏兩段脈輪冥想，全面提升你的靈性力量（書＋引導式冥想雙CD）	朵琳・芙秋博士	陶世惠	480
ST13003	朵琳夫人教你天使療法（引導式冥想CD）：幸福顯化卷	朵琳・芙秋博士	陶世惠	580
ST13004	朵琳夫人教你天使療法（引導式冥想CD）：前世今生卷	朵琳・芙秋博士	陶世惠&周莉萍	580

健康種子系列		作者	譯者	定價
ST9002	同類療法I—健康新抉擇	維登・麥凱博	陳逸群	250
ST9003	同類療法II—改善你的體質	維登・麥凱博	陳逸群	300
ST9005	自我健康催眠	史丹利・費雪	季欣	220
ST9010	腦力營養策略	藍格& 席爾	陳麗芳	250
ST9011	飲食防癌	羅伯特・哈瑟瑞	邱溫	280
ST9019	巴哈花療法，心靈的解藥	大衛・威奈爾	黃寶敏	250
ST9021	逆轉癌症——恢復生命力的九大自療療程（附引導式自療冥想CD）	席瓦妮・古曼	周晴燕	250
ST9022	印加靈魂復元療法——跨越時間之河修復生命、改造未來	阿貝托・維洛多博士	許桂綿	280
ST9023	靈氣108問——以雙手傳遞宇宙生命能量的新時代療法	萊絲蜜・寶拉・賀倫	欣芬	240
ST9024	印加巫士的智慧洞見——成為地球守護者的操練與挑戰	阿貝托・維洛多博士	奕蘭	280
ST9025	靈氣為你帶來豐盛——遠離匱乏、體驗豐盛的42天靈氣方案	萊絲蜜・寶拉	胡澤芬	220

ST9026	不疼不痛安心過生活——解除你的疼痛	克利斯・威爾斯＆葛瑞姆・諾恩	陳麗芳	280
ST9027	印加能量療法（新版）——一位心理家的薩滿學習之旅	阿貝托・維洛多博士	許桂綿	300
ST9028	靈氣心世界——以撫觸與覺知開展生命療癒	寶拉・賀倫博士	胡澤芬	280
ST9029	印加大夢——薩滿顯化夢想之道	阿貝托・維洛多博士	許桂綿	320
ST9030	聲音療法的7大祕密	強納森・高曼	奕蘭	270
ST9031	靈性按摩——品嚐靜心與能量共鳴的芬芳	莎加培雅	沙微塔	450
ST9032	肢體療法百科——身心和諧之旅的智慧導航	瑪加・奈思特	邱溫	360
ST9033	身心合一（新版）——探索肢體心靈的微妙互動	肯恩・戴特活德	邱溫	320
ST9034	療癒之聲——探索諧音共鳴的力量	強納森・高曼	林瑞堂	270
ST9035	家族排列釋放疾病業力	伊絲・庫什拉博士＆克里斯帝・布魯格	張曉餘	320
ST9036	與癌細胞和平共處	麥克・費斯坦博士＆派翠西亞・芬黎	江孟蓉	320
ST9037	創造生命的奇蹟：身體調癒A-Z	露易絲・賀	張學健	280
ST9038	身心調癒地圖	黛比・夏比洛	邱溫	360
ST9039	靈性治療的藝術——連結療癒的能量成為治療者	凱思・雪伍	林妙香	300
ST9040	當薩滿巫士遇上腦神經醫學	阿貝托・維洛多博士＆蒲大衛醫師	李育青	380

奧修靈性成長系列		作者	譯者	定價
ST6001	成熟——重新看見自己的純真與完整	奧修	黃瓊瑩	280
ST6002	勇氣——在生活中冒險是一種喜悅	奧修	黃瓊瑩	300
ST6003	創造力——釋放內在的力量	奧修	李舒潔	280
ST6004	覺察——品嘗自在合一的佛性滋味	奧修	黃瓊瑩	300
ST6005	直覺——超越邏輯的全新領悟	奧修	沈文玉	280
ST6006	親密——學習信任自己與他人	奧修	陳明堯	250
ST6009	存在之詩——藏密教義的終極體驗	奧修	陳明堯	320
ST6012	蘇菲靈性之舞—讓自我死去的藝術	奧修	沈文玉	320
ST6013	道——順隨生命的核心	奧修	沙微塔	300
ST6015	喜悅——從內在深處湧現的快樂	奧修	陳明堯	280

ST6016	歡慶生死	奧修	黃瓊瑩	300
ST6017	與先哲奇人相遇	奧修	陳明堯	300
ST6019	脈輪能量書I——回歸存在的意識地圖	奧修	沙微塔	250
ST6020	脈輪能量書II——靈妙體的探索旅程	奧修	沙微塔	250
ST6021	聰明才智——以創意回應當下	奧修	黃瓊瑩	300
ST6022	自由——成為自己的勇氣	奧修	林妙香	280
ST6023	奧修談禪師馬祖道一——空無之鏡	奧修	陳明堯	280
ST6024	奧修談禪師南泉普願——靈性的轉折	奧修	陳明堯	280
ST6026	女性意識——女性特質的慶祝與提醒	奧修	沈文玉	220
ST6027	印度，我的愛——靈性之旅	奧修(附「寧靜乍現」VCD）	陳明堯	320
ST6028	奧修談禪師趙州從諗——以獅吼喚醒你的自性	奧修	陳明堯	250
ST6029	奧修談禪師臨濟義玄——超脫理性的師父	奧修	陳明堯	250
ST6030	熱情——真理、神性、美的探尋	奧修	陳明堯	280
ST6031	慈悲——愛的極致綻放	奧修	沈文玉	270
ST6032	靜心春與夏——奧修與你同在	奧修	陳明堯	220
ST6033	靜心秋與冬——奧修與你同在	奧修	陳明堯	220
ST6034	蓮花中的鑽石——寂靜之聲與覺醒之鑰	奧修	陳明堯	320
ST6035	男人，真實解放自己	奧修	陳明堯	300
ST6036	女人，自在平衡自己	奧修	陳明堯	300
ST6037	孩童，作自己的自由	奧修	林群華	320
ST6038	愛、自由與單獨	奧修（附演講 DVD)	黃瓊瑩	350
ST6039	奧修談禪	奧修（附演講 DVD)	陳明堯	280
ST6040	奧修談情緒	奧修（附靜心音樂 CD）	沈文玉	280
ST6041	奧修自傳：叛逆的靈魂	奧修(附演講 DVD 及典藏卡)	黃瓊瑩	450
ST6042	奧修談身心平衡	奧修(附靜心音樂CD及典藏卡)	陳明堯	300
ST6043	靈魂之藥——奧修教你最簡單有效的103種身心放鬆法	奧修(附演講 DVD 及典藏卡)	陳明堯	280
ST6044	與先哲奇人相遇	奧修(附演講 DVD 及典藏卡)	陳明堯	320
ST6045	奧修談瑜伽——提升靈魂的科學	奧修(附演講 DVD 及典藏卡)	林妙香	280

心靈塔羅系列		作者	譯者	定價
ST11005	揚昇大師神諭卡（44張揚昇大師卡＋書＋絲絨袋）	朵琳・芙秋博士	鄭婷玫	780
ST11006	神奇精靈指引卡（44張神奇精靈卡＋書＋絲絨袋）	朵琳・芙秋博士	陶世惠	850

ST11007	大天使神諭占卜卡（2009年新版）（45張大天使卡＋書＋絲絨袋）	朵琳・芙秋博士	王愉淑	780
ST11008	古埃及神圖塔羅牌（2009年新版）（78張塔羅牌＋書＋神圖占卜棋盤）	白中道博士	蕭靜如繪圖	980
ST11009	聖者天使神諭卡（44張聖者天使神諭卡＋書＋絲絨袋）	朵琳・芙秋博士	林素綾	850
ST11010	白鷹醫藥祕輪卡（46張白鷹醫藥卡＋書＋絲絨袋）	瓦納尼奇&伊莉阿娜・哈維	邱俊銘	850
ST11011	生命療癒卡（50張療癒卡＋書＋絲絨袋）	凱若琳・密思博士&彼德・奧奇葛羅素	林瑞堂	850
ST11012	天使療癒卡（44張天使療癒卡＋書＋絲絨袋）	朵琳・芙秋博士	陶世惠	850
ST11013	指導靈訊息卡（52張指導靈訊息卡＋書＋絲絨袋）	桑妮雅・喬凱特博士	邱俊銘	850
ST11014	神奇美人魚與海豚指引卡（44張指引卡＋書＋絲絨袋）	朵琳・芙秋博士	陶世惠	850
ST11015	亞特蘭提斯神諭占卜卡（44張亞特蘭提斯卡＋書）	黛安娜・庫柏	羅孝英	780
ST11016	聖地國度神諭占卜卡（44張聖地國度神諭占卜卡＋書＋絲絨袋）	柯蕾・鮑隆瑞	王培欣	850
ST11017	守護天使指引卡（2012年新版）（44張守護天使卡＋書＋絲絨袋）	朵琳・芙秋博士	陶世惠	850
ST11018	女神神諭占卜卡（2013年新版）（44張優美女神卡＋書＋絲絨袋）	朵琳・芙秋博士	陶世惠	850

兩性互動系列		作者	譯者	定價
ST0208	你這話是什麼意思？——終結伴侶間的言語傷害	派翠西亞・依凡絲	穆怡梅	220
ST0216	女性智慧宣言	露易絲・賀	蕭順涵	200
ST0217	情投意合溝通法	強納生・羅賓森	游琬娟	240
ST0218	靈慾情色愛	許宜銘		200
ST0220	彩翼單飛	雪倫・魏士德・克魯斯	周晴燕	250
ST0226	婚姻診療室——以現實療法破解婚姻難題	蓋瑞・查普曼	陳逸群	250
ST0227	愛的溝通不打烊——讓你的婚姻成為幸福的代名詞	瓊恩・卡森&唐恩・狄克梅爾	周晴燕	280
ST0229	Office男女大不同：火星男人與金星女人職場輕鬆溝通	約翰・葛瑞博士	邱溫&許桂綿	320
ST0230	男女大不同：火星男人與金星女人的戀愛講義	約翰・葛瑞博士	蘇晴	320

美麗身心系列		作者	譯者	定價
ST80001	雙人親密瑜伽——用身體來溝通、分享愛和喜悅	米夏巴耶	林惠瑟	300
ST80003	圖解同類療法——37種常見病痛的處方及藥物寶典	羅賓・海菲德	陳明堯	250
ST80004	圖解按摩手法——體驗雙手探索身體的樂趣	柏妮・羅文	林妙香	250
ST80006	五大元素療癒瑜伽——整合脈輪的瑜伽體位法	安碧卡南達大師	林瑞堂	380
ST80007	樹的療癒能量	派屈斯・布夏頓	許桂綿	320
ST80008	靈氣情緒平衡療方	坦瑪雅・侯內沃	胡澤芬	320
ST80009	西藏醫藥	拉斐・福得	林瑞堂	420
ST80010	花草能量芳香療法——融合陰陽五行發揮精油情緒調理的功效	蓋布利爾・莫傑	陳麗芳	360
ST80011	水晶輕鬆療——與天然晶石合作，身心靈療癒不求人	海瑟・芮芳	鄭婷玫	360

親子教養系列		作者	譯者	定價
ST0302	52種幫助孩子建立自尊自信的好方法	達蓋茲	蕭順涵	150
ST0303	阻礙孩子成長的母親	金盛浦子	鄭清清	190
ST0304	阻礙孩子成長的父親	金盛浦子	鄭清清	190
ST0307	養育出眾孩子的方法	愛蜜斯	蕭順涵	160
ST0313	會思考的孩子是贏家	勞倫斯・葛林	黃寶敏	260
ST0314	創造孩子的快樂天堂	詹姆斯・加伯利諾	邱紫穎	220
ST0318	孩子變壞了嗎？	史丹頓・沙門諾博士	邱溫	250
ST0319	孩子不是你的錯	羅絲瑪麗・史東斯	邱溫	160
ST0320	協助孩子了解死亡課題	喬依・強森	陳逸群	200
ST0322	激發孩子學習熱忱	朵娜・馬可娃＆安・波威爾	周晴燕	220
ST0324	把孩子的快樂找回來	賴瑞・高登博士	許桂綿	300
ST0325	養育新世代靛藍小孩	朵琳・芙秋博士	王愉淑	300
ST0326	與小猴喝茶——一個現代母親與兒子的甜蜜教養關係	盧秋瑩		280

生命學堂系列		作者	譯者	定價
ST14001	胖女孩的食戰童年：一個非關減重的真實故事	茱蒂絲・摩爾	林冠儀	250
ST14002	死亡晚餐派對：15樁真實醫學探案	強納森・艾德羅醫師	江孟蓉	280

ST14003	遇見紐約色彩的心理治療督導	陳瀅妃		450
ST14004	記憶的照護者——阿茲海默症的侵略軌跡與照護歷程	安卓亞・吉利斯	許桂綿	420
ST14005	瞥見永恆：共歷死亡經驗的真實故事分享	雷蒙・穆迪博士& 保羅・裴瑞	江孟蓉	250
ST14006	記憶牆：七篇捕捉記憶風景的故事	安東尼・杜爾	丘淑芳	320
ST14007	若不是荒野，我不會活下去	崔西・羅斯	張明玲	320
ST14008	奇貓奇遇：盲貓荷馬的冒險旅程	葛雯・庫柏	呂敏禎	320
ST14009	潘朵拉的12個禮物：愛與寬恕的自我療癒之路	陳卓君		280
ST14010	貓咪禪師的12堂課：和貓咪學坐禪	凱特・譚斯	黃春華	250
ST14011	我不是大女人：但我將告訴你，如何成為一個真正的女人	凱特琳・莫倫	舒靈	360

更多資訊請瀏覽：

www.OSHO com
這是一個多國語言的網站，內容有雜誌、奧修的書籍、奧修的影音與聲音的演說、英文與印地文（Hindi）的奧修文字資料庫，以及大量的奧修靜心資訊。你也能找到奧修多元大學（OSHO Multiversity）的課程表，還有奧修國際靜心勝地（OSHO Interational Meditation Resort）的資訊。

與奧修國際基金會聯繫請至：www.osho.com/oshointernational

奧修靈性成長系列 45

奧修談瑜伽——提升靈魂的科學

原著書名／The Way of Yoga– The Science of The Soul
作　　者｜奧修（OSHO）
譯　　者｜林妙香
執行編輯｜黃品瑗
主　　編｜王芳屏
經　　理｜陳伯文
發 行 人｜許宜銘

出版發行｜生命潛能文化事業有限公司
聯絡地址｜台北市信義區 (110) 和平東路3段509巷7弄3號B1
聯絡電話｜(02) 2378-3399
傳　　真｜(02) 2378-0011
郵政劃撥｜17073315（戶名：生命潛能文化事業有限公司）
E-MAIL｜tgblife@ms27.hinet.net
網　　址｜http://www.tgblife.com.tw
郵購單本九折，五本以上八五折，未滿1000元郵資60元，購書滿1000元以上免郵資

總 經 銷｜吳氏圖書有限公司・電話｜(02) 3234-0036
內文編排｜菩薩蠻電腦科技有限公司・電話｜(02) 2917-0054
印　　刷｜承峰美術印刷・電話｜(02) 2225-7055
初版一刷｜2003年5月初版　2013年1月1日二版
定　　價｜280元

ISBN：978-986-6323-75-1
The Way of Yoga– The Science of The Soul by OSHO

Originally published as The Way of Yoga– The Science of The Soul
Published by arrangement with OSHO International Foundation, Bahnhofstr.52, 8001 Zürich, Switzerland
through Big Apple Agency ,Inc.

國家圖書館出版品預行編目(CIP)資料

奧修談瑜伽：提升靈魂的科學／奧修（OSHO）著；林妙香譯. -- 二版. -- 臺北市：生命潛能文化，2013.01
面；公分. --（奧修靈性成長系列；45）
譯自：The way of Yoga : the science of the soul
ISBN 978-986-6323-75-1（平裝附數位影音光碟）
1.瑜伽

411.15　　101024937

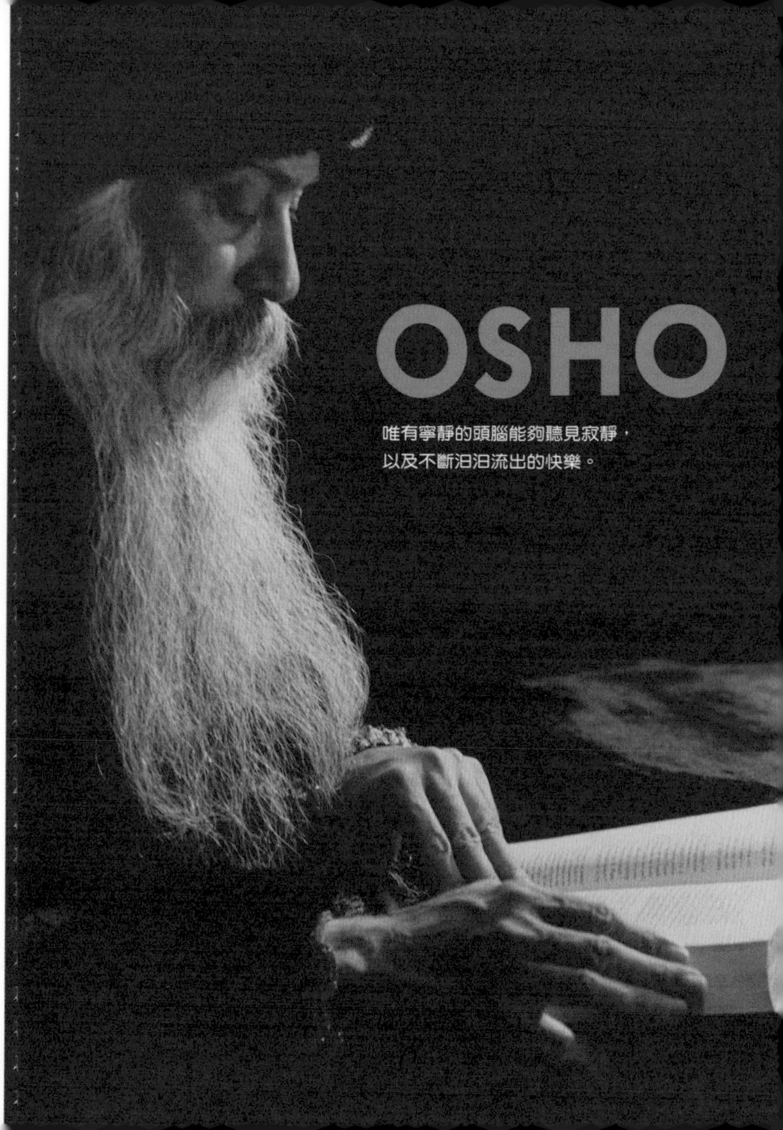

OSHO

唯有寧靜的頭腦能夠聽見寂靜，
以及不斷汩汩流出的快樂。

讓生命潛能 帶你探索心靈世界的真、善、美
Life Potential Publishing Co., Ltd